CONTRIBUTION A L'ÉTUDE

DE

L'ÉTIOLOGIE DE LA CATARACTE

PAR

Le docteur Gyula ULLMANN.

PARIS

ADRIEN DELAHAYE et E. LECROSNIER, ÉDITEURS

Place de l'École-de-Médecine

1881

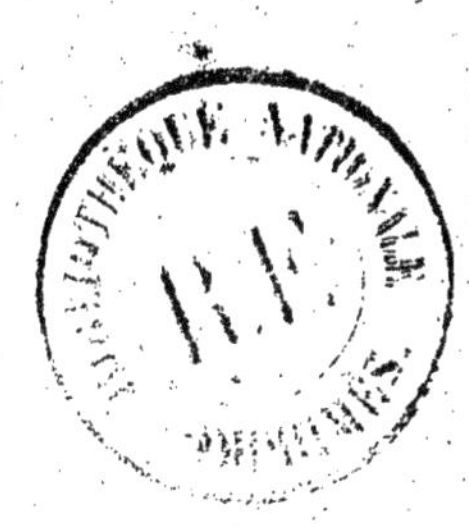

Der kern vnd grunde gemeyner

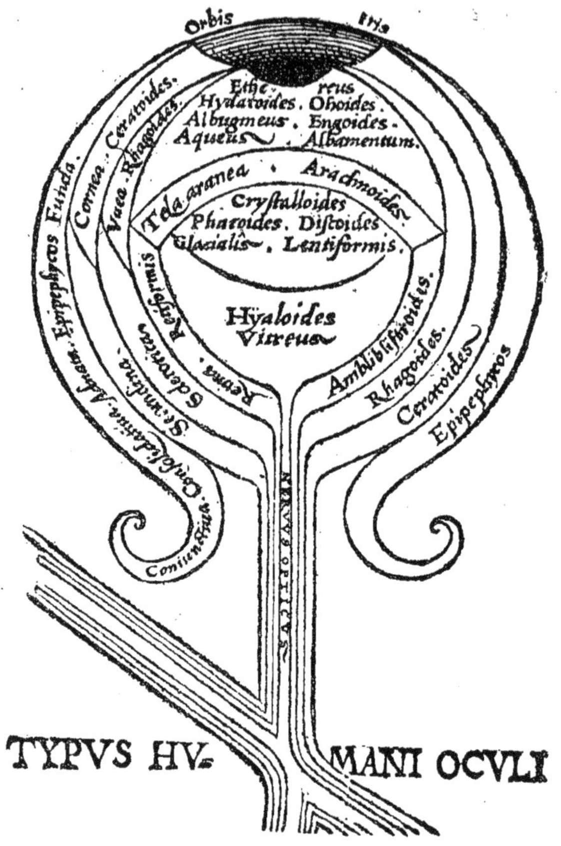

TIRÉ DE

Die Kleiner Chirurgi

M Gualtheri H. Riff

Getruckt zu Straszburg durch

Balthalsar Becken

Erben

M. D. L. I.

L'ÉTIOLOGIE DE LA CATARACTE

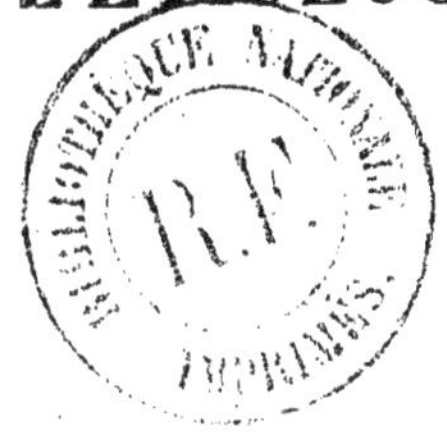

PAR

Le docteur Gyula ULLMANN

—————

2868.

PARIS

ADRIEN DELAHAYE et E. LECROSNIER, ÉDITEURS

Place de l'École-de-Médecine

1881

PRÉFACE

Nous nous bornons ici à traiter la cataracte spontanée produite soit par un état général, soit sous l'influence d'un appareil quelconque de l'économie, d'une diathèse, d'une fièvre éruptive, d'un empoisonnement qui dans ce cas intéresse toute l'économie, soit par un état local de l'œil même. Mais nous laissons de côté les autres sortes de cataractes : la cataracte traumatique, la cataracte congénitale etc., etc.

CONTRIBUTION A L'ÉTUDE

DE

L'ÉTIOLOGIE DE LA CATARACTE

HISTORIQUE

ANTIQUITÉ

Egyptiens. — L'ophthalmologie des anciens Egyptiens et spécialement la cataracte, qui nous intéresse le plus pour le moment, est très peu connue. Les prêtres égyptiens étaient très experts dans l'art de traiter les maladies ; ils possédaient six livres sacrés, sorte d'encyclopédie médicale, dont un était exclusivement destiné aux maladies des yeux. Cependant Galien qui les a lus leur attribue peu de valeur et dit qu'ils ne contiennent que des choses insignifiantes : πᾶραι λῆρός εισι. Dans ces derniers temps c'est Brugsh et Ebers qui nous ont donné le plus de renseignements. Le papyrus que ce dernier a déchiffré, est selon lui, le quatrième livre des six mentionnés ci-dessus ; il est consacré à la thérapeutique des diffé-

rentes parties du corps humain, et c'est à la page 55, ligne
20, que commence le traitement des maladies des yeux.
Ces maladies sont : l'inflammation de l'œil (conjonctivite) ;
de l'eau dans les yeux (dacryocystite ?) ; la contraction pupillaire, la dégénérescence graisseuse des yeux, les granulations, la cécité du cristallin (1) ; l'état vert ou d'émeraude
des yeux (glaucome des Grecs ?) ; des taches blanches ou
nébulosités ; des maladies de crocodile des yeux ; des tu-
meurs des yeux ; trichiasis et tant d'autres dont la signi-
fication réelle n'est pas encore bien connue.

Indiens. — En ce qui concerne la médecine indienne, qui
était exercée seulement par la caste des médecins brah-
manes, elle se trouve le mieux décrite dans le livre Ayour-
Véda (science de la vie) par Charaka, et dans celui de Sus-
ruta. L'œil, disent-ils, est l'organe le plus noble ; il est cons-
titué par les matières de tous les éléments. A part les paupières, il se trouve dans l'œil quatre membranes : la
première entoure la lumière aqueuse (humeur vitrée) ; la

(1) Dans le papyrus : « Ach ente muau em merd » veut dire : le
monter de l'eau dans l'œil, expression que nous trouvons aussi chez
les Arabes : « Nusul ul ma. » Le professeur Hirsch, de Berlin, fait (in
Graefe und Sæmisch Lehrbuch, etc., etc.) judicieusement remarquer
que l'expression cristallin ou lentille, dans le sens oculistique, n'était
point connue des médecins grecs avant l'ère Alexandrine, et il se demande si le mot lentille dans le papyrus d'Ebers n'a point d'autre
sens ? Il s'est adressé pour cela à M. le professeur Ebers, l'égyptolo-
gue bien connu, qui lui a répondu que « Benen » en langue égyptienne
veut dire lentille, et, comme pour corroborer le sens de ce mot, il se
trouve à côté du mot « Benen » la figure d'une lentille (O), et que
cette expression se rapporte à une partie de l'œil par laquelle on
peut devenir aveugle. D'où on peut conclure, dit M. Ebers, que les
Egyptiens connaissaient le cristallin, car le mot « benen » exprime
partout de la transparence.

seconde est musculaire (couverte de viande) ; la troisième
couverte de graisse ; la quatrième d'os. D'après eux le
cristallin, dont ils comparent la forme à une lentille, est
un mélange des cinq éléments, il est le siège du feu éter-
nel. Les médecins indiens attribuent au cristallin douze
sortes de maladies ; mais ils les ont décrites d'une manière
tellement mystique que nous ne saurions nous arrêter sur
ce point.

Grecs. — Les Grecs ont certainement puisé non seulement dans les ouvrages des Egyptiens, mais encore dans
ceux des Indiens, pourtant ils n'ont pas copié, mais ils se
sont inspirés de ce qui était bon et utile chez ces deux,
grands peuples. On ne trouve aucun indice de connaissance sur le cristallin dans les ouvrages avant l'ère alexandrine. C'est seulement l'école d'Alexandrie qui, possédant
des connaissances plus étendues et plus profondes sur la
structure de l'œil, parle déjà du cristallin et de sa forme.
Ainsi Rufus, en décrivant l'œil, dit : Enfin une quatrième
membrane entoure la goutte de l'humeur (κρυσαλλοειδής) lentille et elle est appelée (φακοειδής) (lenticulaire) par sa forme
ou bien (κρυσαλλοειδής) par son contenu. Le corps cristallin
lui-même a la forme d'un disque ou d'une lentille et par
conséquent sa face antérieure fait saillie dans l'ouverture
que sa seconde membrane forme ici (pupille); tandis que
sa face postérieure est en rapport avec la membrane hya-
loïde. Rufus parle aussi de la capsule. Et plus loin, il dit :
les anciens médecins confondaient le glaucome (γλαυκωμα)
et l'hypochyma (ὑποχυμα) ; mais les médecins d'A-
lexandrie distinguent ces deux maladies, et ils nomment
glaucome l'état dans lequel l'humeur cristalloïde a subi,
par suite de ramollissement, une teinte bleuâtre ; tandis

qu'ils désignent sous le nom d'hypochyma « le trouble du liquide qui est entre le cristallin et la cornée ». Démosthène (in Aëtius, lib. VII, cap. L et LI) dit à peu près la même chose en parlant du glaucome · « c'est la conséquence d'un « siccitus » et d'un « concrétio » de l'humeur cristallinienne ; tandis que Celse ne parle que de l'hypochyma et la décrit sous le nom de « suffusio ». La maladie, dit-il, (lib. VI. cap VI § 35 et lib. VII. cap. VII § 14) naît ou par suite d'une maladie interne ou par un coup. Dans ce cas l'humeur qui existe dans l'espace situé entre les deux membranes, cornée et uvée, se durcit et forme ainsi un obstacle à la vision. Si la suffusion est petite, immobile, si sa couleur ressemble à celle de l'eau de mer ou à la glace, et si le malade perçoit encore de la lumière latéralement, alors il y a de l'espoir à la guérison. Mais si la suffusion est grande, si la pupille possède une coloration bleue ou jaune d'or et si elle est mobile, il n'y a pas de remède. D'après Celse la cataracte sénile et juvénile, donc des deux âges extrêmes, ainsi que celles qui sont la suite d'une maladie grave, et la cataracte traumatique sont difficiles à guérir.

Rufus conseille de tenir le malade à la diète pendant les trois jours qui précèdent l'opération. Pour opérer il faut placer le malade la figure contre la fenêtre, c'est-à-dire en pleine lumière. Un aide tient fortement la tête en arrière. Pour mieux fixer l'œil à opérer, on bande d'abord l'œil non malade. L'opérateur est placé un peu plus loin que le malade, et il se sert de sa main gauche pour l'œil droit et de sa main droite pour l'œil gauche. Comme instrument, il se sert d'une aiguille pas trop pointue que l'opérateur doit introduire horizontalement dans les deux membranes externes (sclérotique et choroïde), et cela dans le point qui forme le milieu entre l'angle palpébral externe et le bord de la cornée, pour éviter ainsi des lésions de vaisseaux. Une fois que l'aiguille se trouve du côté de l'humeur vitrée, ce qu'on sent par le peu de résistance qu'elle offre, on l'avance vers le cristallin, vers la suffusion, comme dit Rufus, on la tourne légèrement en haut et on pousse avec l'aiguille la suffusion au-dessous de la pupille, et une fois arrivé là, on force la pression pour que la suffusion y reste. Mais si elle remonte pourtant, alors il faut la couper en plusieurs morceaux qui sont d'abord plus faciles à écarter et gênent moins à la vision. Cela fait, on retire l'aiguille en suivant la même direction que pour l'introduire, et on panse l'œil avec du coton trempé dans l'albumine. Le jour d'opération, le malade ne doit pas manger et les jours suivants il ne doit prendre rien que des liquides pour qu'il ne remue pas les machoires. Tel est le procédé opératoire de Rufus, et c'est avec juste raison que le Dr H. Magnus ,de Breslau, y voit la description de l'opération de la cataracte par abaissement, et il croit aussi que l'hypochyma des Grecs n'est quelquefois autre chose que la cataracte, mais pas toujours, Il est aussi d'avis que c'était le seul mode d'opération de la cataracte chez les Grecs avant Galien, mais il croit que depuis ce dernier le mode d'opération par extraction était très répandu. C'est aussi l'opinion de M. Hasner de Prague (in Phakologische Studien Prag 1868 p. 6 à 12), qui cite un passage de Pline (in Hist. natural, lib. XXIX cap, 8.) à son appui. Mais le Dr Magnus ne voit pas du tout une preuve dans ces mots de Pline, « squama in oculis », qu'il s'agisse ici de la cataracte.

En parlant de la construction de l'œil, Galien compare le cristallin à un cristal. Il partage les idées de l'Ecole d'Alexandrie sur l'hypochyma et le glaucome, et la guérison, selon lui, ne peut être obtenue que par l'opération. La méthode employée déjà par Celse dans l'hypochyma (cataracte)

molle, l'est aussi chez Galien, (in Méthod. med. lib. 14
cap 17, tome 10 p. 1019) où il dit : « Il y a des cas d'exception d'hypochyma molles, liquides, et lorsqu'on les ponc-
tionne, elles s'écoulent immédiatement : seulement après
un laps de temps il se forme une espèce de précipité. » Et
d'autre part Galien (ib. càp. 13. p. 986). en parlant de la
méthode d'extraction de l'hypochyma (cataracte) dit : « Plusieurs (médecins) ont essayé de vider l'hypochyma, mais
sur quoi nous reviendrons dans mon ouvrage sur la chirurgie. » On sait que cet ouvrage est perdu. Mais d'après
des passages cités par Rhazès (lib. II. cap. 3, édit. de Venise,
fol. 41), nous savons qu'il s'agit de l'extraction de la cataracte par succion.

D'après le Dr Ullersperger (in Arch. f. Oph. 1865), l'origine de l'opération de la cataracte est entourée d'obscurité.
Les Juifs, renommés pour leur science ophthalmologique au
temps de Ptolomée, paraissent devoir ces connaissances
aux Égyptiens. On prétend, ajoute-t-il, que l'école d'A-
lexandrie avait perfectionné l'opération par abaissement
qui leur était venue d'Asie. Avec les Grecs apparaît le
mythe de la chèvre qui, d'après Pline, s'enfonçait une
épine dans l'œil et faisait ainsi écouler l'humeur trouble,
d'où le nom de catarrhacta, suffusio, gutta opaca. Becker
prétend que du temps d'Hippocrate l'abaissement était
fait par des chirurgiens nomades.

MOYEN AGE.

I. *L'Orient ou Mahométants Arabes*

C'est Galien qui a élevé la médecine grecque à son apo-
gée et cette impulsion continua pendant quatre siècles,

puis la médecine resta stationnaire. Cette période de repos intellectuel dura depuis le 7ᵉ siècle jusqu'à la Renaissance, c'est-à-dire jusqu'au seizième siècle. Là le progrès reprend son cours et ne doit plus s'arrêter. Dans cette période ce ne sont plus les Grecs ni les Romains qui l'emportent, ce sont les Arabes qui fournissent les hommes illustres en médecine qui ont continué à suivre la route tracée par les Hippocrate, les Galien, etc., etc.

Rhazès et avec lui Avicenne, Thabary, mentionnent la cataracte, ou mieux l'hypochyma, et le mode opératoire était et restait le même que celui décrit plus haut ; ni Avicenne, ni Abulcasis ne parlent de la discision décrite par Celse et Galien, mais ils conseillent de faire avec une lancette une incision un peu profonde dans la sclérotique, et cela pour la commodité d'introduction de l'aiguille à opérer, surtout là où la sclérotique est très résistante. Il paraît que la méthode par extraction était connue aussi des Arabes, comme on peut s'en convaincre par plusieurs passages d'Abenzoar et d'Avicenne, et par un passage d'un manuscrit d'Abulcasis, qui se trouve à la Bibliothèque nationale. Voici d'abord la traduction du passage, faite par M. le Dʳ Pepin :

« On m'a rapporté qu'un homme instruit dans l'oculistique, habitant l'Irak, racontait qu'il employait une aiguille à cataracte creuse, au moyen de laquelle il pratiquait la succion de l'eau (aquam) ; (c'est ainsi que les Arabes désignaient la cataracte, comme nous l'avons déjà vu plus haut.) Je n'ai jamais vu personne de nos contrées (Abulcasis habitait l'Espagne) user d'un pareil procédé, et je ne l'ai pas trouvé relaté dans les écrits des anciens. Il est possible que ce soit une chose nouvelle. »

Et voici maintenant la traduction de ce même passage, que le Dʳ Leclerc (in la Chirurgie d'Abulcasis, Paris, 1861,

in-8°) a donnée, et laquelle est adoptée par le Dr Sichel
père, dont la compétence à la fois comme oculiste et orien-
taliste est bien connue. « J'ai rencontré un Persan qui
m'a affirmé que, dans son pays, on fabriquait un mikdah
perforé au moyen duquel on aspirait la cataracte. Je n'ai
rien vu faire de tel chez nous, et je n'ai rien lu de pareil
dans les récits des anciens. Il est possible que ce soit une
invention récente. » Mais on peut regarder ce procédé
comme remontant beaucoup plus loin, ainsi que le prouve
un passage d'Antyllus cité par Rhazès (in Contin., lib. II,
tract. vi, cap. 2). Suivant Gui de Chauliac, le même procédé serait mentionné par Avicenne : « Quelques-uns des
Grecs, dit-il, faisant un trou sous la cornée avec une aiguille cannulée, la tiroyent en succeant. » Mais Malgaigne,
dans une note, fait remarquer que Gui aura cité un peu de
mémoire, car dans la traduction latine ni Avicenne, ni Abulcasis ne parlent des anciens Grecs. Sichel (in Arch. f. O.,
1868, III), réfute la remarque de Malgaigne en disant que
l'expression « les Anciens » (en arabe : « al-waïl »), se
rapporte à quelques exceptions près toujours aux Grecs.
Sichel (l. c.) parle aussi d'un manuscrit de la Bibliothèque
nationale, dans lequel l'auteur, Isa-ben-Ali, médecin-ocu-
liste du ixe siècle, à Bagdad, décrit l'opération par aspiration. Et à côté, sur la marge du manuscrit, se trouve un
dessin représentant une aiguille creuse et longue, avec cette
explication : « Voilà la forme de l'aiguille creuse dite de
Chorasane. Elle attire l'eau à elle et la vide par l'autre
bout. Mais ce mode d'opération est dangereux, car l'œil
peut se vider, » Les Arabes connaissaient donc la méthode
par extraction et par aspiration.

Le Dr J.-B. Ullersperger (loc. cit.) cite un passage très
curieux, et qui n'a jamais été publié dans une histoire de la

cataracte, d'un ouvrage espagnol, Don Juan de Ferreras
(in Hist. de Espana, syclo xv. parte 10. Madrid, 1722,
in-4°, p. 218) dit qu'Abiabor, rabbin de Lerida, médecin
célèbre, chirurgien et astrologue, avait opéré le roi d'Ara-
gon de la cataracte, le 12 septembre 1468, « il lui introduisit
une aiguille dans l'œil droit et écarta ainsi la cataracte.
Comme, après un mois passé, il était content de la réussite de l'opération, il entreprit, contre l'avis du médecin
habituel du roi, l'opération aussi sur l'œil gauche, laquelle
eut le même succès heureux, et le roi fut ainsi débarrassé
de son mal d'yeux. »

II. *L'Occident ou les Chrétiens*. — Nous arrivons à la
plus sinistre époque de la médecine. Pourtant, c'est pour
la première fois, dans le xɪ^e siècle, qu'apparaît l'expression
de « cataracte » pour désigner l'affection dont nous nous
occupons ici, et c'est l'école de Salerne qui l'emploie dans
ses écrits. Le Dr H. Magnus (in Geschichte des grauen
Staares, Leipzig, 1876, in-8°), s'appuyant sur le passage
suivant de Gui de Chauliac : « Cataracta dicitur quia pro-
« hibet visum ut cataracta molendini et cataracta coeli
« prohibet solem, » veut faire dériver le mot « cataracte »
de l'expression arabe : « Quadh el-mà ennâzil, » ce qui veut
dire : l'eau qui est descendue ; et de là la traduction latine :
« aqua ou gutti in oculo »; de là encore l'expression française de goutte sereine ; c'est le seul fait capital qui soit à
rappeler. Il y aurait encore à mentionner la mesure du
temps que Gui de Chauliac donnait pour l'opération de la
cataracte par abaissement : « Teneat eam cùm acu quan-
« tum diceret pater noster ter aut unum miserere », tandis que Valesco de Tarente le mesure par la récitation de
cinq Ave Maria.

La Renaissance ou les Temps modernes.

Comme dans les arts et les sciences en général, la vie renaît
aussi pour la médecine et l'ophthalmologie en particulier.
On rencontre des noms tels que Fallope, Meibomius, Vésale
et tant d'autres. Fallope donne une assez bonne descrip‑
tion de la forme du cristallin, tandis que Kepler et Sténon
en donnent une description histologique ; plus tard Loe‑
wenhoek y applique le microscope et le décrit encore mieux.
Parmi les chirurgiens qui se sont spécialement occupés de
l'ophthalmologie dans les xvie et xviie siècles, en France,
c'est surtout Ambroise Paré (1517-1590), chirurgien en
chef de l'Hôtel-Dieu. C'est lui le premier qui parle d'un œil
artificiel, et c'est aussi lui qui cite la fable de Pline dans le
passage suivant : « L'inuention d'abbatre les tayes des yeux,
appellées cataractes, fvt trouué par vne chèure qvi auait vne
taye deuant la pvpille, se frottant et gallant contre des
espines, abbatit ladite taye de deuant la pupille et, par ce
moyen, recovura la veuë. » C'est, dit-il, du sens de clôture,
de coulisse qui ferme, que le mot cataracte a passé au sens
d'opacité du cristallin. » (Amb. Paré, Œuv. comp., éd.
Malgaigne, III, p. 737, et Pline. Hist. natur., VIII, ch. 27.)
En ce qui concerne l'étiologie de la cataracte, Ambroise
Paré dit : « Les causes sont extérieures ou intérieures. Les
extérieures, comme coups ou chutes ou avoir eu trop
grande chaleur ou froideur à la teste qui auroient causé
quelque douleur et fluxion aux yeux. Les intérieures sont
grosses vapeurs et fumées éleuées de l'estomach (par faute
de bonne digestion) (1), au moyen d'auoir vsé indeument

(1) Les vapeurs qui s'éleuent de l'estomach montans aüx yeux, cau‑
sent les cataractes, et selon leurs qualitez et substances sont diverse‑
ment colorées (A. P.).

de grosses viandes, vins forts et généralement toutes choses
vaporeuses, dont sont faites grosses vapeurs et fumées cor-
rompues, qui montent de l'estomach au cerueau, puis des-
cendent aux yeux par quelque espace de temps, lesquelles
se liquéfient et fondent en humeur visqueux, puis se condensent et congelent par la froideur des membranes, ainsi
que voyons en la génération de la glace. » Et plus loin, au
chapitre de « Cure des cataractes, » il dit : « La cure des
cataractes qui commencent à se former, se fera en ordon-
nant au patient son régime, euitant vins forts et viandes
qui engendrent suc phlegmatique et grosses vapeurs, et
généralement toutes choses aiguës comme saleures, espi-
ceries, ails, oignons, moutarde, pois, féues, nauets, chas-
taignes, et leurs semblables, et principalement le coït im-
modéré, qui en tel cas est fort contraire. Son pain sera
fait avec fenoil pource qu'il a vertu de clarifier la veuë, et
prohiber les vapeurs de monter en haut, les dissipant en
l'estomach deuant qu'elles puissent gaigner le cerueau,
par sa vertu carminative. Et pour ceste cause après le past,
le patient doit vser de cotignac, conserue de roses, ou dra-
gées composées de choses carminatiues. Semblablement,
sera purgé ou saigné s'il en est besoin. » Et puis : « Quelque
ancien praticien (c'est maître Arnaud, cité par Gui de
Chauliac), nous a laissé par escrit que la friction faite des
doigts sur la palpébre et regarder souuent les estoiles du
ciel (et quelquefois la lune en son plein) consument et dis-
sipent la taye, toutefois non encore confirmée ; aussi fait
le regard du miroir d'acier et de pierres précieuses, et généralement de toutes choses vertes et luisantes, à raison peut
estre que par la vertu de leurs rayons et splendeur, elles
peuuent dissiper, çà et là, et tarir tel humeur. Pareille-
ment l'efflation ou soufflement faite par quelque personne

après la friction faite sur la palpebre) qui aye l'haleine douce, ayant masché fenoil, anis, coriandre, noix de muguette, clou de girofle, cannelle et leurs semblables, si ainsi est que les ayant encore en sa bouche luy face efflation dans l'oeil, et le pres que faire se pourra, et faut continuer telle chose par plusieurs et diuerses fois : car par ce moyen on eschauffe, subtilie, resout, rompt et dissipe la cataracte. »

Pierre Franco, un des élèves de A. Paré, écrit in « Traité des hernies, » Lyon, 1661, chap. 52, en parlant des cataractes : « La principale cause de ce mal est donc, comme nous venons de dire, une humeur crasse et lente contenue près la pupile entre la cornée et vuée, et l'humeur crystallin. Paulus Aegineta refere la cause antecedète d'icelle à la frigidité et imbécillité des esprits visibles, et principalement aux vieux, et à ceux qui ont esté trauaillez de longues maladies : ce que l'on voyt le plus souuent aduenir où par quelque vomissement violent, et grand trauail de chemin. Autres estiment, que tout ainsi que les nuées, ou la pluye sont engendrées des vapeurs grosses efleuées de la terre, iusques à la moyenne région de l'air où elles se espaississent et condensent à cause de la frigidité d'icelle, ainsi la cataracte est engendrée en l'oeil à cause de la froideur du cerueau, ou en l'oeil. Galien constitue deux causes d'icelles : l'une propre à la partie laquelle elle produit en soy, l'autre venant et communiquée d'ailleurs qui sont les fumées, ou vapeurs, que le cereuua ou l'estomach envoye aux yeux auxquels ils se convertissent en eau. Guidon autrement distingua lesdites en primitiues, antécédentes, et conjoinctes. Les primitiues sont comme cheute et frapeure, et fieures : douleur de teste, grande froideur, et débilité ou faiblesse de l'oeil. Les antecedentes sont mauuaises humeurs, et grandes fumées, et vapeurs efleuées des vitieuses humeurs et grosses viandes de mauuaise digestion. Les conjoinctes sont les matieres assemblées et contenues en l'oeil. »

Jacques Guillemeau, un autre élève de A. Paré, dans son « Traité des maladies de l'œil, etc. » Paris, 1585, donne d'abord à la page 78, la définition suivante de la cataracte. « Hypochyma, dit-il, est une accumulation d'humeur superflue, qui s'épaissit comme une petite pellicule, entre la cornée de l'œil et l'humeur crystalin, à l'endroit de la prunelle, nageant sur l'humeur aqueux, en ce lieu, que Celse dict estre vuidé : qui empesche de veoir, ou de bien et clairement choisir ce qu'on a avisé...

« La taye, coulisse, ou bourgeon, sont pris pour mesme chose en françois, comme les Arabes prennent Cataracta, Suffusio, Aqua, Gutta et Imaginatio... Les causes sont comme un coup, cheutte, chaleur, froideur et douleur, qui auront esté cause de faire couler et amasser en ce lieu quelque humeur, ou bien quelques vapeurs et humeurs qui seront montez au cerveau, et puis decoulez aux yeux, qui par aprés se seront, par longue demeure et froideur rendus en eau, et en fin espaissis et congelez : semblablement ce mal peut venir pour l'aliment qui ne peut bien estre assimilé à l'œil, ou estant bien assimilé, la superfluité d'iceluy aliment n'a peu estre resoluee et dissipee, estant comme excrement de la troisiesme concoctoion. Monsieur Fernel estime la cause estre vne defluxion d'humeur du cerueau, qui petit à petit decoule par le nerf optique, ne se pouuant dès le commencement apperceuoir : combien qu'il afferme auoir veu vne cataracte faicte et formee en vn iour : car comme il dit, si tout à coup il peut tomber quelque humeur cras et visqueus dans le nerf optique, dont s'en suit deperdition de la veue, pourquoy decoulant plus auant à l'endroit de la

prunelle ne fera soudainement vne cataracte parfaicte?...
Pour la guarison, si la cataracte ne faict que commencer,
on tachera de la guarir, ou qu'elle ne croisse d'auantage,
par bon régime de viure, saignee, tant au bras que au front,
et temples, purgations, ventouses, cauteres, setons, errhi-
nes et masticatoires. » Suivent encore des moyens locaux
que je crois inutile d'énumérer.

Les chirurgiens [des xvi⁰ et xvii⁰ siècles conservent les
mêmes idées que les Grecs sur la cataracte. Mais chez eux
la confusion sur le mot cataracte, ou plutôt « suffusio, » est
peut-être encore plus grande que chez leurs prédécesseurs
grecs. Ils distinguent la cataracte en jaune, verte, bleue,
noire jusqu'à la cataracte blanche ou laiteuse. Cette dernière
leur paraissait inabordable à cause de sa mollesse qui,
dans cet état, ne se prêtait que très difficilement à l'opération par abaissement.

Barbette, de la Charière, Thomasus, Fienus et tant d'autres chirurgiens étaient d'avis que la cataracte n'est autre
chose qu'une membrane ou un liquide épais non diaphane
qui s'était répandue entre la cornée et l'uvée. Fabrizio, le
premier, exprimait des doutes contre cette opinion en in-
sistant sur ce point que l'obstacle n'est pas entre la cornée
et l'uvée, mais bien derrière cette dernière. Pourtant il
était loin de la vérité ; car il dit, en parlant de l'opération :
« Qu'on introduise l'aiguille à quelques millimètres de la
cornée, et cela pour ne pas léser le cristallin, et il craint
aussi de pratiquer l'incision dans la cornée de peur que
l'humeur aqueuse ne s'écoule, et que, en conséquence,
l'œil ne se perde. Cette crainte de perdre l'œil par l'écoulement de l'humeur aqueuse était vaine ; car Volcher Coy-
ter, qui vivait dans le xvi⁰ siècle, démontra (part. corp. hum.
abulæ vorbag, 1573, p. 71) que la perte de cette humeur

n'était nullement nuisible à l'œil, et que le liquide se renouvelait bientôt après.

La vérité, pour convaincre, a besoin du temps. C'est ce qui arriva avec la cataracte. On connaissait, dans le xviie siècle, très bien l'anatomie de l'œil, et il n'était pas difficile de démontrer la nature de la cataracte. Fabrizio était très près de la vérité ; mais le préjugé a prévalu jusqu'milieu du xvie siècle. Le mérite d'avoir appris au monde médical le siège de la cataracte revient à deux chirurgiens de Paris : Remi Lasnier et François Quarré, l'an 1650 ; après eux Pierre Borel qui, en 1653, écrivit : « Nota cataractas non « esse pelliculam quæ non removetur, sed crystallinum « humorem obscuratum, quem a loco depellit acus ruptis « ejus nervulis suspensoriis. » Et le célèbre physicien Jacques Rohault (in Traité de physique, p. 416, 3e édit.) dit : « que la cataracte n'est pas une taye qui se forme de l'humeur cristalline, comme on l'a cru longtemps, mais bien une altération de cette humeur même qui a entièrement perdu sa transparence. » Mais comme cela arrive pour chaque découverte, plusieurs années après Werner Rolfink, né à Hambourg et professeur à Iéna, déclara (in dissert. anatomicæ. Ien., 1656, t. I, p. 197) qu'avant d'avoir eu connaissance de la découverte de Lasnier et Quarré, il savait, lui, par deux autopsies, que c'est le cristallin qui est le siège de la cataracte. Malgré tout cela Joseph de la Charrière donna à la page 207 de son « Traité des opérations de la chirurgie, à Paris chez la veuve de Daniel Horthemels, ruë S. Jacques, au Mécénas, 1693 » la définition suivante : « d'où je conclus que la cataracte ne commence à se former qne par une petite pellicule qui se détache du cristallin et qui flotte dans l'humeur aqueuse qui la promène à droite et à gauche, selon les divers mouvements qu'on donne à

l'œil. » Et c'est seulement au commencement du XVIII° siècle que les idées de Quarré et de Lasnier furent définitive-
ment adoptées par les grandes discussions à l'Académie de
médecine, comme nous allons le démontrer.

XVIII° SIÈCLE.

Un des points les plus saillants et les plus brillants de l'histoire de l'ophthalmologie du XVIII° siècle, c'est, comme
nous le disions tout à l'heure, d'avoir définivement élucidé
la question du siège et de la nature de la cataracte, et
l'honneur en revient tout entier à l'école française.
Pierre Brisseau (de Tournay) présenta un mémoire à
l'Académie des sciences, dans lequel il démontrait que
le cristallin est le siège de la cataracte. Le mémoire
en question porte le titre suivant : « Premières observations sur la cataracte, lues à l'Académie Royale des
sciences, le 18 novembre 1705. » Après avoir exposé son
opinion, il continue : « Ce n'est point par un esprit de con-
tradiction, ni en vûe d'estre auteur d'une nouvelle découverte, que je dis que c'est le cristalin obscurci qui forme
la cataracte ; et que la membrane, ou taye qu'on a toujours
crû estre dans l'humeur aqueuse, n'est que dans l'imagi-
nation de ceux qui l'y ont placée. Nous ne sommes plus
dans ce temps, où l'autorité d'un homme qui avoit eu de
la reputation, tenoit lieu de tout, et où la raison malgré sa
repugnance, et les contradictions, estoit obligée de se soû-
mettre.

« Le hazard m'ayant fourni une occasion de m'éclaircir à
fond touchant la nature de cette maladie, et des circonstances de son opération, j'exposerai naturellement les

choses comme je les ai remarquées. Un soldat, nommé S. Jacques, du régiment Dubuiez infanterie, âgé de 35 ans ou environ, estant venu dans l'hôpital de Tournay, pour se faire traiter d'un flux du ventre, qui lui duroit depuis longtemps, je remarquai qu'il avoit une cataracte à l'oeuil gauche qu'il portoit à ce qu'il me dit, depuis plusieurs années, et qui paroissoit avoir toutes les qualitez requise pour estre abbatue. Elle estoit de couleur de perle, augmentait et diminuait en apparence de grandeur, selon que la prunelle se dilatoit et se resserroit. Ce soldat estant mort le sixième avril 1705, le lendemain de sa mort, pour contenter ma curiosité, je fis sur son cadavre l'opération de la cataracte, et lui abbatis de mon éguille cette prétendue taye, ayant esté obligé de l'assujetir quelque temps vers le bas de l'oeuil, parce qu'elle remontait. L'ayant enfin déplacée tout à fait de devant le trou de la prunelle, cet oeuil parut aussi beau que l'autre, qui estoit parfaitement sain.

« La réussite de cette opération m'ayant donné quelque satisfaction, je voulus voir et examiner ce que c'étoit que la cataracte ; pourquoi je détachai tout à fait l'oeuil de l'orbite afin de mieux voir les choses.

« Ayant séparé de la pointe d'une lancette la cornée de la sclérotide, je fus surpris après l'écoulement de l'humeur aqueuse de ne point trouver le cristalin dans son lieu ordinaire, qui devoit se présenter d'abord enchassé dans l'humeur vitrée ; et cherchant la cataracte, je ne fus pas moins étonné, au lieu de taye, de trouver le cristalin mesme, qui s'estoit tenu assujetti au dessous de cette dernière humeur. Je détachai dans le moment l'autre oeuil, et je pris les mesmes précautions pour voir les deux humeurs, et le cristalin que je trouvai bien conditionnez.

« Je comparai les deux cristalins, que j'avois sur du papier. Celui qui formoit la cataracte, estoit d'une consistance
plus ferme, se soûtenant de lui-même, et résistant consi-
derablement à l'éguille, de figure tout à fait lenticulaire,
et un peu plus petit que l'autre oeuil, qui changeoit de figure quand je le remuois, et qui estoit d'une transparence
infiniment plus grande. »

Déjà Antoine Maître-Jan raconte dans son « Traité des
maladies de l'œil, etc. » Paris, 1740, p. 103, ce qui suit :

« Quelque temps après (se rapporte à la date de l'observation plus haut : le 5 octobre 1685), un pauvre passant
mourut dans notre hôpital ; j'avois pris garde la veille de
sa mort, qu'un de ses yeux étoit travaillé d'une cataracte ;
peu après qu'il fut mort, je séparai l'œil de son orbite, et
je le portai chez moi. L'ayant ouvert, je remarquai que
cette cataracte occupoit la place du cristallin, et je crus
bien que c'étoit le cristallin même ; en effet, après l'avoir
séparé aisément avec la pointe de mon scalpel, je reconnus
que c'étoit véritablement le cristallin entièrement altéré :
je le rompis avec les doigts pour m'en assurer davantage,
et je remarquai que sa substance étoit semblable à celle
d'un cristallin infusé dans une liqueur acide. »

Maître-Jan constatait déjà en 1685, donc avant Brisseau,
le siège et la nature de la cataracte ; mais pourtant à ce
dernier revient le mérite d'avoir présenté au public scientifique sa découverte au risque même de se ridiculiser. Mais
laissons la parole à Brisseau lui-même : « Je proposai mon
opinion sur la cataracte à M. Duverney qui la rebuta fort,
et dit qu'il me conseilloit en ami de ne la point mettre au
jour, si je ne voulois perdre ma réputation, parce que je
trouverois en mon chemin des gens qui me culbuteroient ;
à quoi je répondis que ceux qui s'y opposeroient risque-

roient plus que moi. » En effet, Brisseau présenta son mémoire à l'Académie des sciences, qui ne daigna pas en prendre note. Pourtant Brisseau insista et, l'année suivante, la discussion sur ce chapitre commença, et l'histoire de l'Académie royale des sciences après avoir cité les opinions des anciens s'exprime ainsi :

« Voilà quelles sont les idées communes sur les cataractes, mais d'habiles gens, et fort versés dans ces matières, n'en tombent pas d'accord. Ils prétendent que quand on croit abaisser une petite membrane, c'est le cristallin même que l'on abaisse, et qu'on range dans le bas de l'humeur vitrée. Il s'est épaissi et a perdu sa transparence, et, par conséquent, au lieu qu'il étoit un des principaux instrumens de la vision, il ne fait plus qu'y apporter un obstacle, en fermant le passage aux rayons qui vont à la rétine, et il faut l'ôter de leur chemin. »

Dans le mémoire que Brisseau a publié en 1708, il se plaint « qu'on ne s'empresse pas assez, pour découvrir le vrai ou le faux de ce système. Je sçai pourtant, continue-t-il, qu'il a rencontré plusieurs adversaires, mais leurs raisons ne sont pas encore venues jusqu'à moi, et j'ai appris que deux fameux oculistes ont présenté contre mon écrit à l'Académie Royale des sciences deux grands mémoires dont j'ai demandé des copies, qu'on m'a refusées. Tout ce qu'on m'en a pu dire, est que ces Messieurs m'y reprochent de n'avoir fait l'opération que sur des cadavres, et point sur le vivant. C'est donc la négligence d'ouvrir la cataracte sur le mort, qui a fait qu'on n'estoit sorti de la prévention du système des anciens sur cette maladie.

« Cependant, pour satisfaire aux reproches de ces Messieurs, je résolus de profiter de la première occasion que j'aurois de faire l'opération sur le vivant, et il s'en est pré-

senté une qu'ils auroient peut-estre pas entreprise eux-
mêmes, et où néanmoins j'ai réussi.

« Un soldat du régiment Royal-Artillerie, de la compagnie
de M. le Chevalier de Marcé, nommé La Violette, natif de
Mantes, âgé de 35 ans, arriva à l'hôpital de Tournay au
mois d'avril 1707, pour une grosse fluxion de poitrine,
dont il fut guéri par plusieurs saignées et autres remèdes.
Je m'apperçus qu'il avoit une cataracte à l'œil gauche, laquelle par sa blancheur extraordinaire me paroissoit fort
ancienne. L'ayant interrogé sur ce mal, il me dit qu'il le
portoit depuis plus de dix-neuf ans, et qu'ayant reçu un
rude soufflet d'une battelière qu'il servoit, il lui estoit survenu une grosse inflammation à l'œuil, ensuite de laquelle
il en avoit perdu insensiblement la vue. Je lui proposai
que s'il le vouloit, je tàcherois de le guérir, ce qu'il ac-
cepta fort volontiers. J'avois peu avant ce temps-là fait
un cours public d'anatomie, et ensuite un d'opérations sur
un cadavre en faveur de plusieurs chirurgiens des trou-
pes qui estoient pour lors à Tournay ; et je voulus leur
donner la satisfaction de leur faire voir celle de la cataracte sur le vivant. Ayant choisi pour cela un beau jour,
qui estoit le 11 de mai, plus de quarante chirurgiens, parmi lesquels il en avoit bien vingt Majors de régimens et
plusieurs autres personnes curieuses, s'estant rendus à
nôtre hôpital vers les trois heures de l'après-midi, je fis
placer le malade sur un siège au milieu de la cour ; afin
que tout le monde pût voir. Ayant bandé l'œuil sain, qui
estoit le droit, je lui fis soûtenir la tête par un chirurgien.
Alors lui ayant fait tourner la prunelle du côté du nez,
j'assujetis tout le globe de l'œuil et les paupières que j'avois
écartées avec le pouce, et le doigt indice de la main gauche ; puis tenant mon éguille de la droite, que j'apuyois

sur la tempe du malade, pour estre plus ferme et plus sûr;
je perçay d'un seul coup l'œuil, à demi travers de doigt du
rebord extérieur de la cornée, tournant un peu l'éguille
entre mes doigts, pour que l'écartement des fibres des
membranes se fist avec moins de violence et causât moins
de douleur.

« Je voulus d'abord sonder de la pointe la cataracte par le
haut, pour connoistre sa consistence et ses adhérences, et
je m'aperçûs qu'elle estoit très-dure, et si fortement atta-
chée dans sa circonférence, que j'aurois bien de la peine à
la faire tomber. Car l'ayant saisie en diverses manières,
sans qu'elle branlât aucunement et la prunelle prenant différentes figures à chaque mouvement que je faisois faire à
mon éguille, je craignis qu'une plus grande violence ne
déchirât les fibres de l'iris, ce qui auroit esté un mal pire
et plus difforme que le premier. — Lors, changeant de bat-
terie, et retirant un peu l'éguille, je la portay dans le centre de la cataracte, laquelle ne filoit point comme d'autres
que j'ai veu abbattre. Mais je fus fort surpris d'entendre
un petit bruit, à peu près semblable à celui que l'on feroit,
si de la pointe d'une lancette on relevoit la première couche des fibres d'un parchemin sec; ce que le chirurgien qui
tenoit la tête du patient entendit aussi. Enfin comme je vis
que la cataracte demeuroit toûjours immobile, je m'avisay
de la pousser en arriere, et vers le fond de l'œil, ce qui me
réuissit. Car dans le moment elle se sépara du ligament ciliaire, du côté du grand angle, et pour lors le malade nous
reconnut tous, distingua les fenêtres qu'estoient éloignées,
et auroit pû, à ce qu'il nous dit, compter les carreaux des
vitres.

« J'étois fort satisfait de ce commencement et croïois venir
aisément à bout du reste ; mais je fus fort intrigué par deux

accidents qui survinrent, et que je ne pouvois point pré-
voir. Le premier fut que tournant la cataracte, de droit à
gauche, c'est-à-dire du grand angle, où elle estoit déjà dé·
tachée, vers le petit angle, elle se brisa en quatre pièces,
dont qui faisoient le tiers de la cataracte, l'une plus grosse
l'autre plus petite et environ de la grosseur d'un grain de
moutarde, poussées par le ressort de l'humeur vitrée, en-
trerent par l'ouverture de la prunelle dans la première
chambre de l'humeur aqueuse. J'abandonnay le gros de la
cataracte pour m'attacher à ces deux piéces, et portant le
point de mon éguille au travers de la prunelle, je piquay
la plus grosse, et la ramennay avec les autres, ce que je ne
pus faire à la petite, qui flotoit à l'humeur aqueuse. Ensuite j'attaquai le gros de la cataracte, qui restoit à peu
près dans la situation ordinaire, hormis qu'il estoit par-
tagé en deux piéces ; et tournant avec patience l'éguille en
tout sens, de haut en bas, de bas en haut, de droit à gauche
et de gauche à droit pour achever de séparer le reste des
adhérences, ces piéces commençoient à descendre et s'as-
sembler vers le bas, lorsqu'un nouvel accident vint m'em-
barrasser. Un vaisseau de ligament ciliaire, donna du sang
qui troubla dans le moment l'humeur aqueuse, et m'ôta la
vûe de mon éguille. Cependant je ne lâchay point prise, et
par la connaissannce de la structure et situation des parties, je faisois mes abaissemens avec ménagement, et tins
pendant un peu de temps la pointe de l'éguille tout à fait
abaissée, pour assujettir la cataracte.

« L'opération estant finie, je retiray mon éguille de l'œuil
et y fis appliquer dessus des compresses graduées, etc,
etc. On mit le malade au lit, et luy fit tirer le même soir
douze onces de sang du bras droit. La nuit suivante, il sen-
tit dans tout l'œuil une grande chaleur, je luy ordonnay

encore deux bonnes saignées, etc. — Je n'examinay son œuil que le 12 de l'opération, et le trouvay en bonne disposition. Lui fermant l'œuil sain, il distinguoit tous les objets. Il est parti le 6 juin, le 26 de l'opération, et il a fait la campagne sans ressentir aucune incommodité. »

C'est de la Hire et A. Petit qui défendent l'opinion des anciens contre celle de Brisseau et de Maître-Jan. Mais ceux-ci gagnèrent de plus en plus au sein de l'Académie des sciences, de sorte qu'en 1708 elle commence ainsi son article « sur les cataractes des yeux » : « La vérité commence à se découvrir sur la question des cataractes, etc., etc. M. Brisseau, médecin de Tournay, et M. Antoine, tous deux inventeurs en même tems, ou plutôt restaurateurs, sans le sçavoir, du nouveau sistême de feu M. Rohaut, qui confondoit le glaucoma et la cataracte, soûtenoient et par une suite de ce sistême, et par des expériences dont ils estoient convaincus, que l'on peut voir sans cristallin, c'est-à-dire, sans ce qui a toujours passé pour le principal instrument de la vision. Quelque étrange que soit ce paradoxe, l'Académie en avoit dès l'année précédente apperçû la possibilité ; mais enfin il est devenu un fait constant. L'Academie a vû un cristallin que l'on avoit tiré à un prêtre en présence de M. Méry, et elle a vû ce même prêtre lire du même œil avec une forte loupe ces gros caractères que les imprimeurs appellent Parangon. »

Ainsi la question était élucidée, et l'Académie se rangeait du côté de Brisseau. Pourtant Voolhouse, oculiste anglais qui résidait alors à Paris, et Antoine-Louis Chapuceau lui opposèrent encore cette opinion si ancienne, que la cataracte ne consiste que dans une membrane qui se baisse à l'instar d'un rideau et masque ainsi le jour. Mais il avait des partisans convaincus à l'étranger, tels que

Lorenz Heister, professeur d'anatomie et de chirurgie à Helmstaed; Cocchi, à Rome ; Antonio Benevoli, professeur de chirurgie à l'hôpital Santa Maria Novella, à Florence ; John Ramby et Taylor, en Angleterre, et beaucoup d'autres. La vérité était incontestablement reconnue par tout le monde.

Maître-Jan, le premier, distingue la vraie et la fausse cataracte. Sous cette dernière dénomination, il comprit le glaucome — selon lui, consistant dans le desséchement du cristallin —et l'abcès du cristallin, tandis que Saint-Yves, Fizes, Magnol, Günz et d'autres qui faisaient la même distinction, plaçaient le siège des vraies cataractes dans le cristallin et la capsule, tandis que les fausses cataractes auraient tiré leur origine de l'iris.

Au point de vue étiologique, Maître-Jan, et après lui Saint-Yves, Duddel, Guérin et d'autres connaissaient les cataractes traumatique, congénitale, héréditaire ; ils connaissaient également les cataractes dérivant d'un état général : la syphilis, la goutte, etc., etc. Ici nous citons encore Brisseau textuellement : « La cataracte, dit-il, qui consiste absolument dans le vice du cristallin seulement, devenu par cette maladie plus solide et opaque, comme il n'est plus permis d'en douter, peut dépendre de plusieurs causes ; et en général on peut dire qu'il n'y en a que deux, l'une externe et l'autre interne. Celle de cause externe arrive soit par un coup de quelque corps dur, qui donne sur l'œuil ou par une chûte de la teste sur ces mêmes corps, par de la poudre à canon qui aura pris feu près du visage, par de l'eau bouillante qui sera tombée sur les yeux, par le tonnerre, etc.

« Il est assez aisez de concevoir qu'un coup de bâton, par exemple, donnant du bout contre le globe de l'œuil, le déprimera considérablement au dedans, et froissera le cristallin qui en occupe le devant, ce qui changeant la direction des conduits qui portent la nourriture à cette partie, et peut-estre en brisant quelques-uns, il y arrivera épanchements de liqueurs, qui par leur défaut de circulation s'aigriront, et les sels s'unissant ensemble formeront des molécules plus massives qui deviendront ainsi capables de corroder et d'obscurcir peu à peu le cristallin comme il est arrivé au nommé la Pierre, cavalier au régiment de Toulouse, de la compagnie de Bertier, qui a reçu, il y a quelques années, un coup de crosse de fusil d'un de ses camarades à l'œuil gauche, qui lui avoit causé de grosses fluxions sur cette partie, et même avoit dérangé la prunelle dont on ne voyoit plus que le tiers de l'ouverture vers le haut au travers de laquelle on distinguoit parfaitement le cristallin en forme de cataracte.

« A l'égard des cataractes produites par le tonnerre, qui doute que ce météore ne soit souvent très brûlant, et ne puisse très aisément durcir le cristallin en dissipant toute l'humidité qu'il contient naturellement, et changer par conséquent la direction des pores de cette partie.

« J'en puis citer un exemple domestique. Une jeune fille de Château-Neuf en Thimerais, filant à sa porte, fût frappée du tonnerre qui lui passa devant les yeux et l'aveugla. Elle fut deux ans sans voir, jusqu'à ce qu'un oculiste passant par cette ville, luy fit l'operation avec succès, et elle a depuis servi chez mon pere il y a environ quarante ans.

« Les cataractes de causes internes sont aussi placées dans le cristalin. Nos auteurs nous disent assez mal à propos que les cataractes de causes internes se forment de deux manières, dont ils appellent l'une fluxion, et l'autre congestion, Si on leur demandait ce qu'ils entendent par fluxion et par congestion et qu'ils ne voulussent vous payer d'autres termes, ils seroient obligez d'avouer qu'ils ne le sçavent pas.

« Il me paroît plus naturel de dire que toutes les cataractes de ca use interne soient engendrées d'une seule et même maniere, et soient toûjours produites par l'altération du suc nourricier, qui circule perpetuellement dans les fibres du cristalin. Ce suc étant devenu trop acre et tirant sur la nature du sel armoniaque, ou de tartre, ou bien trop aigre et participant du nitre ou du vitriol, peut quoique plus ou moins promptement durcir et faire perdre à cette partie sa transparence naturelle. Nous voyons cela tous les jours dans certaines ophthalmies opiniâtres et invétérées que la matiere des larmes est si acre et corrosive qu'elle déchire et emporte une partie de la conjonctive, détruit les cils des paupieres et ulcère la substance de la cornée même qui très certainement est plus capable de résister à l'effort d'une telle humeur que le cristalin. »

C'est Saint-Yves qui, le premier, décrit la cataracte centrale ou nucléaire et il parle aussi de la cataracte hyaloïdienne et de la cataracte capsulaire. Chez Deidier, profes- à Montpellier, et chez Hoin, on trouve quelque chose sur la cataracte secondaire, que Janin plus tard u très bien décrite.

Touchant les remèdes vantés alors contre la cataracte, je ne citerai qu'un passage de Maître-Jan (l. c. p. 137 et 141) qui est très caractéristique, « Quand je considère que la cataracte est une altération entière du cristalin, qui lui fait perdre sa transparence ; que cette altération est causée par une humeur que j'ai supposée avec quelque fondement être acide, qui s'insinuant dans les pores du cristalin, dissout son ferment radical, unit ensemble les particules molles et gommeuses qui composent chacune de ses fibres, les endurcit, les desseche, et changeant la disposition naturelle de ce corps, le met hors d'état de se pouvoir nourrir. Je ne sçaurois m'imaginer comment un cristallin en cet état qui est un corps étranger, inutile, nuisible, pourroit se rétablir par les remedes. » Et après avoir longuement parlé des remèdes en général et en particulier, il finit ainsi : « De ce que dessus, je conclus qu'on ne peut guérir par les remedes les cataractes, quand même elles ne seroient encore que naissantes ou non confirmées, et qu'il est très difficile de les prévenir. Qu'ainsi lorsqu'on a reconnu par les signes diagnostics ci-dessus expliqués, qu'une cataracte se forme, on doit laisser les malades en repos, sans leur faire aucun remede à moins qu'il n'arrivât en même temps quelques autres maladies que l'on traiteroit suivant les regles ; et au reste leur recommander d'observer un bon régime de vivre, jusques à ce que leur cataracte soit parvenue à leur pleine maturité pour la pouvoir abaisser par l'opération. »

En ce qui concerne les modes opératoires, nous dirons seulement que c'est Christophe Conradi, élève de Richter, qui proposa de déchirer la capsule du cristalin, en ouvrant la cornée et la capsule antérieure (1).

Mais le véritable progrès dans l'opération de la cataracte

(1) Conradi emploit une espèce de lancette à double tranchant qu'il introduit par la cornée jusqu'à la capsule qu'il ouvre, fait sortir le cristallin dans l'humeur aqueuse et l'y laisse absorber. Son mémoire sur ce sujet a pour titre : Vorschlag zu einer einfachen Methode den Staar zu stechen (Proposition de ponctionner la cataracte par un simple procédé), in Arnemann's Magazin für Wundarzneikunde, 1797, I, p. 61.

revient encore, comme pour l'indication du siège de cette affection, à l'Ecole française, réprésentée cette fois par Jacques Daviel, né à La Barre (Normandie). D'abord professeur de chirurgie à Marseille et fixé depuis 1746 à Paris comme oculiste, il est mort à Genève où il est allé se reposer, en 1762.

C'est lui, le premier, qui fit l'extraction de la cataracte. Mais cette fois l'Académis royale des sciences ne faisait point d'obstacle comme à Brisseau. Le nouveau procédé fut adopté par tous les oculistes de toute l'Europe. Les médecins Vermale (in Journal de méd., 1756) et Thurant (Ergo in cataracta etc. (Paris, 1752) ainsi que, et principalement Georges de la Faye (in Mém. de l'Académie de chirurgie 1743, II, p. 563) et Poyet (ib., p. 578), se prononcèrent très favorablement et chaleureusement pour le procédé opératoire de Daviel. En dernier lieu le grand oculiste de ce temps-là, de Wenzel, étouffa encore le reste des opposants de ce procédé nouveau. Plus tard Daviel simplifia encore son procédé qu'il voyait pratiquer en Allemagne, aussi bien qu'en Angleterre.

XIXᵉ SIÈCLE.

Dans la première année nous voyons Werneck (in Salzburger med. chir. Zeitung 1823 p. 113; in Ammon's Zeitschrift 1834 p. 1. et 1835 p. 413) et Corda (in Weitenweber, Beitraege zur Natur und Heilwissenschaft, p. 19, Prague 1836) s'occuper de l'histologie et de l'anatomie comparée du cristalin. Werneck et après lui Henlé démontrèrent l'existence de l'épithélium de la face postérieure de la capsule antérieure. Plus tard s'y sont ajoutés les noms de

Meyer–Ahrens (1), Valentin (2), Hannover (3), Harting (4),
qui, le premier, décrit le noyau des fibres cristalliniennes,
et Bowman (5). Plus près de nous c'est Walther (in Journal de Walther und Ammon, Neue Folge, 1846, p. 161 à 103)
qui a donné aux recherches de la cause et de la pathogénie
de la cataracte une nouvelle direction, direction scientifique, dirais-je. Et malgré ses erreurs dans la théorie qu'il
se faisait sur la genèse de la cataracte, il a au moins le mérite d'avoir montré le chemin à suivre désormais. Beer, le
célèbre ophthalmogiste, adopta cette théorie de Walther,
que la cataracte est due soit à une inflammation de la capsule, ou du cristallin, ou même des deux, et que cette inflammation est presque toujours due à un état général, à
une cachexie dont chacune a sa forme particulière. Walther
distingua ainsi 22 sortes de cataractes, différentes par leur
forme, par leur caractère, etc. La cataracte sénile, pour
Walther, n'est autre chose qu'un processus rétrograde.

Werneck (l. c.), lui aussi considère la cataracte comme
le résultat de l'inflammation de la capsule ou du cristalin.

Weller (in Krankheiten des Auges, Berlin 1830) divise la
cataracte, au point de vue génétique, 1° en celles qui se forment par une véritable nécrose du cristallin, occasionnée
selon lui par l'oblitération des vaisseaux capsulaires,
cas dans lequel la capsule peut ne pas être troublée, parce
qu'elle se nourrit elle-même, tandis que le cristallin qui n'a
pas de vaisseaux propres, et, par conséquent, est comme

(1) In Müllers Arch., 1838, p. 259.
(2) In Wagner's Handwerterle dar Physiol, 1852, I, p. 66
(3) In Müller's Arch., 1845, p. 478.
(4) In Hoeven's Fydschrift, 1846, XII.
(5) In Lectures, p. 80.
(6) In Anat. générale, p. 328 et 329.

Ullmann.   3

un parasite, se trouble plus facilement ; 2º en celles par inflammation du système lenticulaire occasionnée elle-même par des influences miasmatiques ou cachectiques.

Rosas (in Handb. der Augenhlk. II. Wien 1839) dit que la cause de la cataracte est ou un arrêt de développement, ou un trouble de nutrition du cristallin, et le processus consiste dans l'inflammation.

Beck (in Handb. der Augenhlk. Heidelb. 1830) et Chélius (in Handb. de Augenhlk. Heidelb. 1841) partagent les idées de Walther. Cette opinion, d'ailleurs, trouva beaucoup de partisans parmi les ophthalmologistes anglais et italiens. Citons seulement les noms de Travers (in Transact. of the med., chir. Soc., 1313), et Synopsis, etc. Lond., 1851, p. 215); Wardrop, Stevenson, Vetch, Mackenzie, en Angleterre, et Flarer et Appiani en Italie. Mais les ophthalmologistes français n'acceptaient point ou du moins difficilement la théorie de Walther. Ainsi Delpech (in Dict. des sciences méd. en 60 vol., Paris, 1813, IV. p. 290) dit textuellement : « Comment supposer l'inflammation dans un organe dont les moyens de nutrition sont inconnus ? » Mais en ce qui concerne la cataracte spontanée, il se demande : « La cataracte ne serait-elle donc que la nécrose du cristallin ? Nous ne pouvons dissimuler que nous sommes fort porté à le décider par l'affirmation, à regarder les matières molles, qui entourent le cristallin, comme le résidu de la dissolution physique et de la décomposition chimique de ce corps, et les couleurs diverses de ce même résidu ou du cristallin lui-même encore solide comme le résultat purement accidentel des nouvelles combinaisons qui s'opèrent dans les principes divisés de ce même organe, déjà frappé de mort. » Et Desmours, qui adopta l'idée de Delpech, écrit, dans son Traité des maladies des yeux, Paris, 1818 : « La cause immédiate de la cataracte est une lésion de cette petite portion du système lymphatique qui fournit au cristallin sa nourriture en entretenant sa transparence. C'est la nécrose de cette lentille, comme l'a dit M. Delpech. » Guillié (in Nouv. recherches sur la cataracte, Paris, 1818) et Delarue (in Cours compl. des mal. des yeux, Paris, 1820) partagent la même opinion. Mais Carron du Villards (in Traité des maladies des yeux, Paris, 1838) croit non seulement qu'il avait affaire à une capsulite, mais encore il rappelle les opinions des Allemands sur la cataracte et les siennes.

D'après les expériences que Dietrich a faites sur divers animaux (Ueber Verwundungen des Linsensystems Tübingen, 1824) et Beger exclusivement sur des lapins, ils arrivèrent à des conclusions : 1° les blessures de la capsule antérieure n'occasionnent aucun trouble ni dans la capsule ni dans le cristallin ; 2° celles de la capsule postérieure restèrent également à l'exception des blessures tranchantes qui furent constamment suivies de cataracte lenticulaire, et d'où Dietrich conclut que la nutrition du cristallin se fait par la capsule postérieure ; 3° chez les jeunes animaux les blessures les plus graves ne faisaient rien ; 4° la luxation du cristallin entraîna toujours sa dégénérescence, mais la capsule resta intacte.

Werneck (in Ammon's Zeitschrift, 1834, p. 18) arriva par ses expériences à peu près aux mêmes conclusions.

Beck, en 1830, arriva par des expériences à conclure que la cataracte nucléaire n'est due qu'aux troubles circulatoires de l'artère centrale, ce qu'Ammon en 1832 confirma pleinement et démontra que l'oblitération de l'artère centrale occasionne un trouble ou dans la capsule ou dans le cristallin, et lorsqu'il y en a dans les deux c'est par propagation qu'il se fait de l'un sur l'autre, ce qui est contraire à l'opinion de Walther, de Werneck et d'autres qui disent que le cristallin est de prime abord opaque et qu il s'éclaircit au fur et à mesure de son développement. Et c'est aussi Beck qui a décrit (in Ammon's Monatschrift, 1838) la cataracte capsulaire centrale antérieure ou cataracte pyramidale, et que Arlt (in Œsterr. med. Wochenschrift, 1845, n° 10 et 11) a complété des recherches fort intéressantes.

A force de tant de recherches, des expériences, de théories et surtout de connaissances anatomiques plus exactes et plus minutieuses du système lenticulaire, un changement dans les idées sur l'étiologie et la pathogénie de la cataracte s'opéra au commencement de la seconde moitié de notre siècle. Mais revenons d'abord à l'année 1841. Au mois de mars de cette même année, Malgaigne envoya une lettre à l'Académie de médecine, dans laquelle il expose sa fameuse théorie sur la cataracte. « Jamais, dit-il, je n'ai vu la cataracte débuter par le noyau central du cristallin. Jamais je n'ai rencontré la capsule opaque. Toujours l'opacité commence par les couches molles qui avoisinent la capsule, et d'ordinaire vers la grande circonférence du cristallin ; dans le plus grand nombre des cas, l'opacité était complète à la face antérieure et à la face postérieure, le noyau demeure parfaitement clair. En sorte que, si j'avais dès à présent à formuler la conclusion directe de ces autopsies, je dirais volontiers que la cataracte consiste dans une sécrétion opaque de la capsule cristalline, celle-ci gardant elle-même sa transparence ; et que dans certains cas il y a comme une nécrose du noyau central du cristallin qui se mortifie au milieu de la sécrétion morbide.

« Mais cependant, continue-t-il, qu'est-ce donc que ces cataractes supposées capsulaires sur le vivant, et qui en effet, quand on cherche à les abaisser, donnent aux regards la sensation d'une membrane opaque qui flotte, qui se roule et se déroule sous l'aiguille? J'ai fait sur ce point des expériences directes, et me suis assuré que ces lambeaux membraniformes ne sont autre chose que des portions du cristallin qui se laissent tailler et découper en tous sens par l'aiguille, quand la cataracte est molle, ce qui est le cas le plus commun. »

Sur quoi Sichel, dans les Annales d'ocul., 1841 et 1842, lui réplique que ses conclusions ne sont pas exactes, car il s'agit des vieillards, chez qui les cataractes capsulaires sont très rares, et que quoique cette dernière soit plus rare qu la cataracte lenticulaire, le nombre des cataractes capsulrires a encore été assez grand, et leurs caractères anatomiques ont été trop manifestes et trop facile à reconnaître pour qu'on n'ait pu aucunement douter de leur existence.

Là-dessus Malgaigne lui répondit (Annal. d'ocul., 1842, p. 148) qu'il n'a décrit que ce qu'il a vu, qu'il n'a pas pu satisfaire son esprit par les recherches qu'il a faites et qu'il ferait meilleur marché de son opinion qu'on ne semble croire quand elle aura été démontrée inexacte. « La seule opinion, dit-il en terminant, que je prétende conserver et défendre à toute outrance, c'est la nécessité de ne rien croire en chirurgie que ce qui est bien démontré. »

Ces débats ont produit un immense effet, savoir, des recherches anatomo-pathologiques. En effet, bientôt après Hoering (Annal. d'ocul., 1842 et 1843), Duval et Stricker ont publié des mémoires sur ce sujet. Hoering prouve, documents en mains, que la cataracte capsulaire existe et dont il a observé 35 cas à Vienne. Il divise à l'instar de Pauli, de Stuttgart, les cataractes lenticulaires en cataractes dure et molle. Duval (Annal. d'ocul., 1843, p. 61) se prononce également contre l'opinion de Malgaigne, et Stricker (Die Krankheiten des Linsensystems, etc., Francfort-sur-le-Mein, 1845 fit la même chose.

Dusing (in Das Krystalllinsensystem des menschl. Auges, etc., Berlin, 1844) a essayé de résoudre la question de la formation de la cataracte, au point de vue chimique, tandis que Frehrichs (in Hannov. Annal. f. d. gesammte Heilkunde, 1845, p. 653) a étudié la même question, et quelle est l'influence de la nutrition sur la pathogénie, ou sur la formation de la cataracte et l'influence de la glycosurie.

Les premiers cas de cataracte diabétique sont mentionnés par Jahn (in Casper's Wochenschrift, etc., 1834); Berndt (Klinische Mittheilungen, 1834); Unger (Observationes clinicæ, fasc. 1, Zwice, 1835); Benedict (Abhandlungen aus dem Gebiete der Augenheilkunde, Breslau, 1842). C'est Beer (in Salzb. med.-chir. Zeitung, 1799) et surtout J.-A. Schmidt (Abhandlungen der Joseph's Akademie, Wien, 1801, II, p. 209) qui ont décrit la cataracte secondaire.

En ce qui concerne la thérapeutique, c'est-à-dire l'art de soigner le malade cataracté par un traitement interne selon le principe qu'on supposait avoir engendré la cataracte, Beer, Demours, Weller, Mackenzie, Carron du Villards, Himly et d'autres se prononcent là-dessus avec beaucoup de réserve; tandis que Rosas, Beck, Chélius et surtout Rau et Sichel (Bulletin génér. de thérap., 1848) sont d'avis qu'on devrait tenter la guérison de la cataracte par un traitement interne, médicamenteux. Parmi les moyens thérapeutiques qui occupèrent et qui occupent encore de nos jours, c'est surtout l'électricité.

C'est Knox qui, le premier (in Edinb. med. Commentar.,

1785) parle de l'électricité comme moyen thérapeutique contre la cataracte, et il prétend avoir amélioré la vue du malade par ce moyen. Kite (in London med. Journal 1786) prétend avoir guéri complètement la cataracte par l'électricité, affection que son malade ne possédait point, à ce qu'on lui reproche. Himly (in Loder's Journal f. Chir., 1797, I, p. 402), de son côté, affirme qu'il a eu un très bon résultat dans un cas de cataracte capsulaire. Enfin Weinhold (Salzb. med. chir. Zeitung, 1811) dit qu'il a traité son malade en même temps par des médicaments à l'intérieur, et à l'extérieur par le galvanisme, et le cristallin de l'œil droit qui était auparavant tout à fait « obscurci » s'est éclairci complètement. La question resta stationnaire jusqu'en 1841; un médecin lapon, le Dr Crusell (Uiber den Galvanismus; als chemisches Mittel gegen oertliche Krankheiten, Pétersbourg, 1841), chercha de nouveau à employer le courant électrique contre la cataracte, en se demandant s'il ne pouvait pas fondre ou dissoudre des substances organiques sclérosées ou durcies, et il appliqua le courant galvanique non seulement dans la cataracte, mais encore dans les cas de leucome, de synéchies, de rétrécissement pupillaire. Lerche (in medizin. Zeitung des Vercins f. Heilkunde in Preussen, 1841) appliqua une aiguille à cataracte au pôle négatif et l'introduisit dans le cristallin. Ces essais ont été faits sur des animaux, et constamment il obtenait un trouble lenticulaire. Dans un cas de luxation du cristallin chez un homme, il introduisit l'aiguille préalablement mise en communication avec le pôle positif; le cristallin se gonflait d'abord et se brisa en morceaux. Des expériences ultérieures que Lerche a faites sur des cataractés ne donnèrent aucun résultat décisif. A la même époque, Kabat faisait les mêmes expériences et presque toutes avec un résultat négatif. Heidenreich (in Walther u. Ammon's Journal, 1843) ainsi que Strauch (ib.), de même que Neumann (Casper's Wochenschrift, etc., 1841) et Bergmann (in med. Zeitung d. Vereines f. Heilk. in Preussen, 1842) se prononcèrent contre l'application de l'électricité dans la cataracte.

Presque à la même époque surgirent deux hommes qui prétendirent guérir la cataracte sans opération chirurgicale. J'ai nommé Lattier de la Roche (Mém. sur la cataracte et guérison de cette maladie, etc., Paris, 1833) et Gondret (Journal de physiologie, 1825) dont le système consiste en application du fer rouge et d'ammoniaque à l'occiput et dans la nuque, et de courants galvaniques. On s'étonne de voir un homme comme Magendie se prononcer au point de vue physiologique pour l'utilité de cette méthode. Mais Breschet, dans une lettre qu'il adressa à Graefe, et laquelle a été publiée in Graefe und Walther's Journal, 1834, p. 656, donna le coup de grâce à ces deux messieurs. D'ailleurs voici les passages les plus saillants de cette lettre :

« Le sieur Lattier de la Roche est un charlatan de carrefour, qui n'a aucun titre, aucun rang et qui exploite impudemment la crédulité publique. » Et plus loin : « Il y a encore à Paris un homme à peu près de la même espèce, c'est M. Gondret; mais celui-ci a un diplôme, ce qui ne l'empêche pas d'écrire et de parler comme l'autre. »

Et Carron du Villards dans son Guide pratique, etc., Paris, 1838, dit : « La guérison de la cataracte sans opération, par des moyens thérapeutiques à l'intérieur et à l'extérieur, a occupé de savants médecins pendant longtemps; mais, fatigués de recherches inutiles, ils ont abandonné cette nouvelle pierre philosophale aux charlatans. »

De nos jours et tout récemment la question du traite-

ment de la cataracte par l'électricité vient d'être reprise.
En effet, le Dr W.-B. Neftel, de New-York, a publié (in Archiv. de Virchow, 1880. t. LXXIX, p. 475) un travail intitulé :
« Sur le traitement galvanique dans la cataracte commençante »... dans lequel il cite plusieurs cas de guérison et
d'amélioration très notable, et dont voici la conclusion :
« Je suis complètement convaincu que le traitement galvanique est d'une grande utilité, non seulement dans la
cataracte commençante, mais encore dans la plupart des
maladies chroniques de l'intérieur de l'œil, et je m'empresse de recommander chaleureusement ce traitement aux
ophthalmologistes spécialistes. »

Mais voici que le professeur J. Hirschberg, de Berlin, lui
répond dans le même recueil (t. LXXX, p. 503), en lui repro-
chant une erreur de diagnostic, et une inexactitude dans la
rédaction des observations en ne donnant ni l'acuité visuelle
avant le traitement, ni le résultat par l'ophthalmoscope du
fond de l'œil. Et puis comme M. Neftel s'appuie dans un
cas où il prétend avoir obtenu la guérison sur l'autorité
des Drs Agnew, Webster et du professeur Knapp, le professeur Hirschberg s'est adressé à ce dernier, et il apprit
que le prétendu appui que le Dr Neftel invoquait ainsi
n'était en rien fondé. Bien au contraire, ces messieurs se
prononcent contre le traitement du Dr Neftel, et l'on peut
lire dans la « New York medical Gazette, 1880, n° 10 » un
article intitulé : « The Treatment and cure of cataract
by Electricity. » Nous citons d'après le professeur Hirschberg (l. c.) le passage suivant :

« Dire de quelqu'un qu'il a la cataracte et le traiter par
l'électricité ou un autre moyen ou agent thérapeutique
quelconque, et écarter un ou plusieurs symptômes qui le
gênait (le médecin) pour pouvoir en déduire qu'elle a été

guérie, est imprudent et non justifié dans l'état actuel de la science. Nous osons affirmer que cette vraie cataracte n'a pas été guérie par l'électricité. »

Le professeur Hirschberg conclue donc qu'il ne considère pas les guérisons du Dr Neftel comme démontrées.

ANATOMIE, HISTOLOGIE, PHYSIOLOGIE.

Le cristallin a la forme d'une lentille biconvexe située entre l'humeur aqueuse qui baigne sa face antérieure, et le corps vitré dans lequel il se creuse une fossette, où est logée sa face postérieure.

Il est enfermé dans une capsule (cristalloïde) qui est constituée par une membrane transparente, vitreuse et très élastique. On y distingue une partie antérieure et une partie postérieure. Par sa surface externe, la capsule est en rapport avec l'iris en avant, avec le corps vitré en arrière et par sa circonférence avec la zone de Zinn.

La cristalloïde antérieure ou moitié antérieure de la capsule porte à sa face interne une couche épithéliale ; la cristalloïde postérieure en est complètement dépourvue.

Soumise à l'examen microscopique, l'enveloppe du cristallin n'offre ni fibres, ni granulations, ni aréoles, ni interstices. Son aspect est celui d'une lame de verre ou de cristal parfaitement poli. (Sappey.)

On divise la substance propre du cristallin en couche corticale et en noyau. Celui-ci est formé par les couches les plus internes du cristallin. La substance corticale est composée de lamelles concentriques qui elles-mêmes sont réductibles en fibres. Ces fibres sont creuses, et mériteraient, comme le fait remarquer M. le professeur Sappey, plutôt le nom de tubes.

M. le professeur Robin les divise en deux ordres : les fibres nucléées et les fibres dentelées.

Les fibres nucléées occupent la surface du cristallin ; elles présentent d'espace en espace des noyaux arrondis ou ovoïdes qui leur donnent un aspect caractéristique, et qui font défaut au voisinage du centre du cristallin. Les fibres s'associent pour constituer des lamelles concentriques, dont chacune présente le même arrangement des fibres; ces fibres sont groupées de façon que dans l'angle formé par deux faces appartenant à deux fibres voisines vienne s'enclaver un angle aigu appartenant à une troisième fibre.

Les fibres dentelées constituent toute la partie centrale de la lentille. Elles sont plus courtes, plus denses, plus déliées que les précédentes, sans noyau, et revêtent aussi la forme de petits prismes à six pans. Leurs bords sont irrégulièrement dentelés ; mais les dentelures du bord résultant de la réunion des deux faces obliques sont seules bien apparentes, parce qu'elles se détachent en silhouettes, tandis que les autres sont comme perdues sur le plan de chaque fibre. Ainsi engrenées, ces fibres s'unissent beaucoup plus solidement par leurs bords que par leurs faces. (Sappey.)

Si l'on examine avec soin, on observe sur les deux faces du cristallin une figure étoilée, espèce de segmentation, qui chez l'adulte est plus complexe que chez le fœtus. Le rayon supérieur de la face antérieure occupe le méridien vertical de l'œil, ainsi que le rayon inférieur de la face postérieure; les deux autres méridiens se divisent obliquement en bas, pour la face antérieure, obliquement en haut, pour la face postérieure. Chacun des trois méridiens de la face antérieure se bifurque. Il en est de même des deux méridiens ascendants de la face postérieure. Le nombre des segments est alors de 6 pour chaque face ; puis les méridiens secondaires se subdivisent, leur nombre finit par s'élever jusqu'à 10, 12 et 14.

Les méridiens sont constitués par une substance amorphe, granuleuse, dans l'épaisseur de laquelle sont disséminées des cellules sphériques, remplies de granulations arrondies aussi et très pâles, d'autant plus rares, qu'on se rapproche plus de la circonférence du cristallin. Sous l'influence de certaines conditions morbides, ils deviennent le siège d'une opacité qui constitue la cataracte à trois branches. (Sappey.)

Le cristallin n'a ni vaisseaux, ni nerfs ; on ne connaît point son mode de nutrition ; il vit donc en parasite dans l'économie. On suppose seulement que ce sont les vaisseaux et nerfs de la choroïde et du corps ciliaire qui fournissent aux liquides qui l'entourent ses éléments nutritifs.

Les artères qui fournissent le sang au globe oculaire viennent toutes de l'artère ophthalmique ou de ses branches. Ces vaisseaux appartiennent presque tous à l'appareil d'adaptation, c'est-à-dire à la choroïde et à l'iris. Ce sont : 1° la centrale de la rétine qui, née du tronc de l'ophthalmique, se place au centre du nerf optique, creusé d'un canal pour la recevoir. Au centre de la papille optique, elle se divise en trois branches qui se portent à la face interne de la rétine ; 2° les artères ciliaires courtes postérieures sont fournies par le tronc de l'ophthalmique. Elles traversent la sclérotique autour du nerf optique et traversent ensuite la choroïde pour se distribuer à cette membrane. Elles se ramifient dans cette membrane jusqu'aux procès ciliaires.

3° Les artères ciliaires longues postérieures sont au nombre de deux. Elles traversent la sclérotique de chaque côté du nerf optique, en dehors des ciliaires courtes. Elles se placent ensuite entre la face externe de la choroïde et la face interne de la sclérotique, et se dirigent en avant, en suivant exactement l'équateur du globe oculaire. Elles se bifurquent en arrière du muscle ciliaire, et leurs deux branches de bifurcation se portent en haut et en bas, vers celles du côté opposé, pour concourir à la formation du grand cercle artériel de l'iris, qui est complété par les ciliaires courtes antérieures.

4° Les artères ciliaires courtes antérieures naissent pour la plupart des musculaires. Elles pénètrent la sclérotique à la partie supérieure et à la partie inférieure, au niveau des tendons des muscles droits supérieur et inférieur. Ces artères sont au nombre de 3 ou 4 de chaque côté. Après avoir traversé la sclérotique, elles s'anastomosent au niveau du muscle ciliaire, à la grande circonférence de l'iris, avec les branches de bifurcation des artères ciliaires longues, et forment avec elles le grand cercle artériel de l'iris. De ce même cercle naissent une grande quantité de rameaux se portant vers la pupille, où ils forment par leurs anastomoses le petit cercle artériel de l'iris.

Veines. — Les veines viennent de la rétine, de la choroïde et de l'iris. Celles qui naissent de l'iris (veines iriennes) vont se jeter toutes dans les veines de la choroïde, pour former les origines des *vasa vorticosa*, auxquelles se joignent encore de petits plexus veineux venus des procès ciliaires. Toutes ces veines avec celles de la choroïde se groupent et forment comme des étoiles. Elles donnent naissance à quatre veines qui constituent les *vasa vorticosa* situés sur le plan externe de la choroïde. Elles traversent la sclérotique sur l'équateur de l'œil, aux extrémités des deux diamètres transverse et oblique du globe oculaire.

Nerfs. — Les nerfs ciliaires viennent du ganglion ophthalmique, se placent entre la sclérotique et la choroïde et se rendent au muscle ciliaire. Arrivés là, ils s'anastomosent entre eux et forment ainsi un plexus dit circulaire. De ce plexus partent deux groupes : les uns externes, qui traversent la sclérotique et convergent vers la cornée ; les autres, internes, se ramifient en partie dans le muscle ciliaire, en partie dans l'iris. Les filets ciliaires, au nombre de 20 à 25, qui se rendent dans la cornée, ont cela de remarquable qu'ils sont dépourvus de leur myéline et forment ainsi des tubes transparents qui pénètrent d'abord dans le plan le plus superficiel de la couche moyenne de la cornée, traversent ensuite la lame hyaline antérieure pour se terminer dans la couche épithéliale.

L'iris reçoit encore des filets nerveux du moteur oculaire commun, qui présıdent aux fonctions des fibres circulaires, et des filets du grand sympathique qui animent les fibres radiées.

Le cristallin se nourrit par imbibition des humeurs aqueuse et vitreuse, et il est, comme le dit O. Becker (in Græfe u. Sæmisch V. Th. 5, p. 224), vraisemblable que le liquide qui se trouve entre les feuillets de la zonule de Zinn possède des qualités propres. Le processus nutritif est, selon lui, probablement de nature osmotique, puisque ces feuillets sont anhystes. Il n'en est pas de même de la capsule, du moins la capsule antérieure, car celle-ci est revêtue d'un épithélium, à qui le professeur Leber, de Gœttingue, attribue le rôle de « *régulateur* » des milieux aqueux. Cela montre évidemment que les cellules de cet épithélium jouent un grand rôle en transformant l'humeur aqueuse en liquide nutritif pour le cristallin. Mais comme la capsule postérieure ainsi que les feuillets de la zonule de Zinn n'ont pas d'épithélium, c'est précisément par la face interne de la capsule antérieure que le cristallin augmente, dans le dernier temps de la vie fœtale et après la naissance. De là O. Becker conclut que le liquide qui passe par cette partie de la capsule a une autre destination que le liquide resté dans la chambre antérieure.

Ni l'humeur aqueuse, ni le corps vitré n'ont de vaisseaux propres ; par conséquent le cristallin est la partie de notre organisme qui reçoit le plus tard sa nutrition, comme l'a démontré Bence Jones (in Procedings of the Royal Institution of Great Britain vol. IV part. VI, 1865, n° 42) par ses belles expériences sur l'animal et sur l'homme. Ainsi à des cataractés à opérer, il a fait boire de l'eau contenant en suspension de la lithine. Tandis que le métal se trouvait dans toutes les parties du corps quelques secondes après, on le trouvait dans le cristallin extrait seulement si l'on attendait deux heures et demie à 3 heures, et on l'y a trouvé encore jusqu'au septième jour de l'ingurgitation, tandis que des autres parties du corps le métal avait disparu après quelques heures. De là O. Becker conclut encore que du moment que le cristallin se nourrit par l'humeur aqueuse et le corps vitré, il faut que ceux-ci soient malades en cas de cataracte, puisqu'ils produisent un trouble, ce qui est la caractéristique morbide de la nutrition en général. Selon lui, les causes de la cataracte se diviseraient en deux groupes selon qu'il s'agit de causes générales ; dans ce cas la cataracte est double, ou de cause locale, siégeant dans l'œil même, alors elle peut être unilatérale.

C'est le moment de faire remarquer que l'expression « par imbibition » n'est, selon nous, pas bien choisie, du moins en ce qui concerne le cristallin à l'état normal. Car, par les expériences de Bence Jones, on a vu que le cris-

tallin, même à l'état pathologique, reçoit toujours les principes des milieux qui l'entourent. Dans ce cas c'est une véritable imbibition. Pour le cristallin à l'état normal, je dirais plutôt que c'est une véritable nutrition par une espèce
de fluide électrique que possèdent précisément les humeurs
aqueuse et vitrée à l'état normal. Cette nutrition est certainement plus lente que s'il y avait des vaisseaux et des
nerfs; mais pourtant plus rapide que la simple imbibition
de nature pathologique.

INTRODUCTION.

La cataracte a de tout temps occupé les esprits, soit en ce qui concerne son siège, question qui a été, comme nous l'avons démontré dans notre aperçu historique, élucidée par des Français, soit en ce qui concerne l'étiologie et la pathogénie, — deux questions qui exigeront longtemps encore de nombreuses recherches. Nous nous bornons à citer ici seulement les résultats des recherches qui ont été faites dans les derniers temps, et nous commençons par les expériences de Kunde. Ces expériences, faites en 1857, furent publiées la même année inArch. f. Oph. de de Graefe (t. III, 2, p. 275). Kunde a réussi à produire des cataractes artificielles, en plaçant des grenouilles dans un milieu refroidi à — 10° R., et ces changements dans le cristallin étaient identiques avec ceux qu'il avait provoqués au moyen du sel gemme et du nitrate de soude. Chez la grenouille, l'opacité cristallinienne disparaît après vingt-quatre heures, tandis que chez les cochons elle disparaît presque immédiatement dès qu'on change le milieu, c'est-à-dire dans une température supérieure à zéro. On obtient, selon Kunde, le même résultat chez le bœuf et le veau.

Kuehnhorn (De cataracta aquæ inopia effecta. Dissert. inaug. Gryphiæ, 1858) a répété les mêmes expériences; elles ont été faites sur des grenouilles, des chats et des chiens, à l'aide de sel gemme, du nitrate de soude, des solutions concentrées de sucre, substances introduites dans le tube digestif ou sous la peau. Sous cette influence, ces animaux perdent très rapidement beaucoup d'eau dans un temps qui varie entre quelques heures et quelques jours. Kuehnhorn est arrivé à produire une cataracte double, due, d'après Kœlliker, à la production de vacuoles remplies d'un liquide entre les fibres cristalliniennes. Il semble donc, par ces expériences, qu'ici la cause principale de la cataracte est la déperdition de grandes quantités d'eau, ou, pour ainsi dire, la déshydratation de l'animal.

Le Dr H. Müller (in Verhandl. der Würzb. phys. med. Gesellsch. 1859, p. 259) dit avoir obtenu des cataractes artificielles passagères en injectant, dans la chambre antérieure, les liquides suivants : eau distillée, solutions de sucre, d'urée, d'acide urique, de chlorure de sodium, d'acide acétique ou d'acide butyrique. La couche corticale seule devenait trouble, tandis que la capsule restait transparente. Pour que le liquide produise une cataracte définitive, il doit séjourner longtemps dans la chambre antérieure et, par conséquent, être souvent renouvelé.

Lohmeyer (in Henle und Pfeuffer's Zeitschrift f. rationelle Medicin, vol. V, Heidelberg, 1854) est d'avis que les cataractes spontanées, ainsi que la cataracte sénile, sont dues aux troubles nutritifs des humeurs aqueuse et vitreuse, ainsi qu'aux substances qui se trouvent accidentellement dans ces humeurs. Et il distingue : 1° Cataracte par défaut de substances nutritives normales des liquides de l'œil (âge, diabète) ; dans ces sortes de cataractes l'atrophie du corps vitré est presque constante. — 2° Cataracte par changement qualitatif des humeurs aqueuse et vitreuse (par exemple : du sang, du sucre, des acides libres, des produits inflammatoires). L'auteur cite encore l'expérience de Ruete (in Lehrbuch der Ophthalmologie, p. 751) qui a injecté de l'acide acétique dilué dans la chambre antérieure

de l'œil d'un lapin, et immédiatement il se formait une cataracte. Pourtant les fibres cristalliniennes, quoique très
nettes, étaient ondulées (gekräuselt).

Castorani, dans son mémoire sur les causes de la
cataracte lenticulaire, présenté à l'Académie des sciences
le 29 juin 1857, attribue la formation de la cataracte
à la lenteur du courant de l'humeur aqueuse, au ramollissement de l'humeur vitrée et aux sécrétions anormales qui se font dans la coque oculaire. Selon lui, la
cataracte se forme par l'imbibition immédiate du cristallin
par l'humeur aqueuse, et il démontre cela par des expériences, en ouvrant la capsule du cristallin sur un grand
nombre de lapins de tout âge. Chaque expérience a donné
constamment le même effet : douze ou quinze heures après
l'opération la cataracte était formée. Quand la capsule
avait été largement ouverte, le temps de la formation de la
cataracte était moins long : huit ou dix heures suffisaient.
Dans aucun cas il n'a remarqué la moindre rougeur de
l'œil, à moins que pendant l'expérience l'iris n'eût été in-
téressé.

Ainsi, selon Castorani, la cataracte traumatique doit
être attribuée, non pas à une lentite, mais bien à l'imbibition immédiate du cristallin par l'humeur aqueuse.

L'humeur aqueuse, dégagée de tout élément étranger,
subit, selon l'auteur, d'une manière plus complète et plus
prompte, ce mouvement de va-et-vient, une espèce de flux
et de reflux, en vertu duquel, à chaque instant, une partie
passe dans le torrent circulatoire, tandis qu'un liquide
nouvellement sécrété vient remplacer celui qui a disparu.
Il y a donc deux courants continus qui se font équilibre,
car l'un apporte ce que l'autre a emporté, de manière que
la chambre antérieure soit toujours pleine de liquide.

Mais à l'intérieur de la coque oculaire, on ne remarque
plus ce mouvement de va-et-vient. Et si, pour une cause
quelconque, il se fait un dépôt un peu considérahle de pus
ou de sang, ces corps étrangers ne sont plus emportés par
un courant continu, et l'œil finit souvent par s'atrophier.
D'après Castorani, le renouvellement non interrompu de
l'humeur aqueuse est sous l'influence des nerfs ciliaires. Et
il montre cela par une expérience, en pratiquant la section
de ces nerfs dans l'arrière-cavité de l'orbite, soit à leur
sortie du ganglion ophthalmique, soit autour du nerf optique ou conjointement à ce nerf, et, par cette section,
l'auteur arriva à tarir la source aqueuse.

Quant à l'humeur vitrée, l'auteur dit : Quand on vient à
faire sortir de la coque oculaire une plus ou moins grande
quantité de corps vitré, le vide se remplit non pas d'humeur
vitrée de nouvelle formation, mais bien d'humeur aqueuse.
ce qu'il démontre par des expériences : en faisant, avec
une seringue spéciale, le vide dans le corps vitré, l'humeur
aqueuse pénètre avec plus ou moins de rapidité dans ce
vide ; mais, l'humeur aqueuse arrivée dans le corps vitré,
ne se renouvelle pas de sitôt, car un liquide coloré injecté
dans la chambre antérieure passe, après qu'on a tiré l'humeur vitrée, dans le corps vitré, et s'y trouve encore après
cinq jours, et même quelquefois après un temps beaucoup
plus long.

L'humeur aqueuse est, selon l'expression de M. Castorani, comme une rivière qui vient former un lac dans la coque
oculaire. Ce liquide, dans la coque oculaire, soit pénétré de
la chambre antérieure, soit injecté directement après qu'on
a retiré l'humeur vitrée, gardait toujours la densité de
l'eau. L'auteur conclut donc :

1° Que l'humeur aqueuse constitue un courant continu ;

2° Qu'elle se reproduit quand elle a été évacuée ;

3° Que cette reproduction a lieu sous l'influence des nerfs ciliaires.

D'autre part, il démontre :

4° Que l'humeur vitrée, au contraire, ne saurait se renouveler dans aucun cas, et

5° Qu'une fois évacuée, elle est remplacée par l'humeur aqueuse.

Il ne lui reste plus qu'à produire des cataractes de toutes pièces. C'est ce qu'il a fait, et voici comment :

En pratiquant la section des nerfs ciliaires, on supprime la sécrétion de l'humeur aqueuse. Les lapins, sur lesquels on expérimentait, étaient conservés vivants pendant un, deux ou trois jours ; puis, on les sacrifiait. On a trouvé un assez grand nombre de lésions pathologiques plus ou moins avancées, selon le temps qui s'était écoulé entre le moment de l'opération et celui de la mort. Le corps vitré présentait un ramollissement plus ou moins prononcé ; la chambre antérieure était plus ou moins vide ; la cornée transparente s'était épaissie, et le cristallin avait acquis un volume assez grand, en même temps qu'il était devenu blanc et opaque. Enfin, on pouvait remarquer une couche de liquide entre le cristallin et la capsule.

Pour être bien certain que la cataracte était le produit de la pénétration dans le cristallin d'un liquide venu du dehors et non pas le résultat d'un travail pathologique qui se passerait dans le corps même du cristallin, l'auteur a injecté tantôt dans la chambre antérieure, tantôt dans la coque oculaire, différentes matières colorantes, et il a obtenu toute espèce de cataractes. Ainsi il a produit :

1° La cataracte rouge, par le rouge de Brugnatelli, par la carmine et par le carmin dissous dans l'ammoniaque ;

2° La cataracte jaune, par la béribérine, par un nouvel alcaloïde extrait de la Ziciria Octandria, famille Diosmée, originaire d'Australie, par le picrate d'ammoniaque et par la benzine colorée avec le principe jaune cristallisable du bois taygu, provenant du Paraguay ;

3° La cataracte couleur marron, par l'hématine.

4°   —   — bleue, par le sulfo-indigotate de potasse, et par la matière colorante de palo morado dissoute dans la glycérine diluée ;

5° La cataracte verte, par le sulfo-indigotate de pottasse et le picrate d'ammoniaqne, et par le vert de Chine dissous dans la glycérine ;

6° La cataracte violette, par l'orseille ;

7°   —   noire   — le gallate de fer ;

8°   —   blanche — l'eau distillée, par l'eau commune, par l'humeur aqeuse et par l'humeur vitrée.

Tous ces liquides, fait observer l'auteur, ne coagulent pas l'albumine.

M. Castorani attribue l'opacité qui se forme dans le cristallin à un dérangement moléculaire.

Voilà ce qui existe, selon l'auteur, pour l'espèce animale.

Chez l'homme, le renouvellement de l'humeur aqueuse se fait aussi d'une manière continue. Chez les vieillards le même courant existe, mais il est plus lent. C'est à cela que M. C. attribue la cataracte chez les vieillards et surtout chez ceux de la classe pauvre. Ces deux conditions,— âge et misère, — ont selon M. C. une grande influence sur la lenteur du renouvellement de l'humeur aqueuse.

La cataracte, chez les enfants est toujours, d'après M. Castorani, congénitale, et on doit la considérer comme une aberration de la nature. En tout cas, ajoute-t-il, ne serait-il pas permis de l'attribuer au défaut de formation de la capsule.

La densité est moindre dans les couches superficielles que dans son centre, c'est pourquoi le noyau a généralement conservé sa transparence. C'est ce qui a lieu aussi chez les vieillards, et l'inverse chez les enfants dont le cristallin n'a guère plus de densité au centre qu'à la périphérie. Voilà pourquoi chez eux l'opacité se remarque aussi bien dans les couches profondes que dans les superficielles.

Dans la cataracte jaune, l'opacité du cristalin commence donc par la substance corticale et dans cette substance sont les couches les plus superficielles qui les premières sont privées de leur transparence. C'est alors qu'on distingue nettement sur le cristalin, soit des stries, soit des triangles, soit les unes et les autres. Dès que l'humeur aqueuse vient à pénétrer dans les couches plus ou moins profondes, elle écarte les molécules les unes des autres, et en les écartant elle détruit l'ordre et la symétrie qui présidaient à leur arrangement.

La cataracte dure est une variété rare. On l'observe quand la partie centrale du cristallin est opaque, la substance corticale, au contraire, conservant presque toute sa transparence. Plus tard, cependant, la substance corticale peut aussi devenir opaque, ce qui constituerait dans ce cas une cataracte mixte. L'auteur pour expliquer l'origine de la cataracte centrale, suppose que le noyau du cristallin, à cause de sa densité, a retenu quelques molécules très fines d'un sel quelconque ou de toute autre substance, ce qu'il corrobore par des expériences de différents sels sur les cristallins de plusieurs animaux.

La choroïdite donne quelquefois lieu-à une cataracte ordinairement blanche et volumineuse. Cette variété ne se remarque que dans les cas où l'œil offre une grande dureté, de manière que l'humeur aqueuse ne se renouvelle qu'avec beaucoup de peine. En effet la chambre antérieure a perdu une grande partie de sa capacité et la cornée offre une teinte légèrement blanchâtre à cause de la compression qu'elle subit. Enfin, ajoutons à tout cela les sécrétions anormales qui se font dans la coque occulaire et qui sont probablement cause du ramollissement du corps vitré dans cette circonstance.

Conclusions:

1° La cause de la cataracte est l'imbibition du cristallin par l'humeur aqueuse dont le courant est ralenti.

2° L'humeur vitrée ramollie et des sécrétions anormales qui peuvent se développer dans la coque oculaire peuvent aussi produire la cataracte.

3° L'humeur aqueuse sans cesse renouvelée forme un courant continu, et elle est sécrétée sous l'influence des nerfs ciliaires.

4° L'humeur vitrée ne se renouvelle pas, et, si elle est évacuée, elle est remplacée par l'humeur aqueuse.

5° L'opacité et la couleur blanche de la cataracte doivent être attribuées à un dérangement moléculaire.

6° La cataracte est une maladie de la vieillessse, surtout lorsque celle-ci est unie à la pauvreté.

7° La cataracte chez les enfants et les jeunes gens existe; mais elle est toujours congénitale.

8° Les cataractes dures, purulentes, noires, osseuses et liquides sont aussi l'effet d'un travail d'imbibition.

9° L'opération est le seul et le véritable traitement de la cataracte.

Kuehnhorn (l. c.) et de Wecker (Traité etc., II, p. 106)
disent que c'est la déshydratation qui chez les malades atteints du choléra produit la cataracte.

C'est encore là, d'après le docteur Alessi, la vraie cause
de la fréquence de la cataracte chez les paysans des bords
du Don (Russie). Nous donnons ici un extrait du Mémoire
lu par cette auteur à la Société des médecins de Moscou et
publié in Annal. d'ocul., 1862, I., 30.

Le Dr Alessi fut appelé en 1858 dans le gouvernement
de Veronège (Russie), dans les terres du conseiller
d'Etat M.·C., pour y opérer sa femme atteinte de cataracte
double. Il se vit bientôt pressé par une foule immense de
pauvres aveugles de ces contrées. Pendant deux mois environ le docteur donna des consultations à 10,000 personnes
et il constata que la cataracte était une des maladies pré-
dominantes chez les habitants des bords du Don. Il a vu
deux cent trente-six cataractés dans le gouvernement de
Veronège; onze d'entre eux, pris de panique, refusèrent de
se soumettre à l'opération ; deux cents vingt-cinq furent
opérés, parmi lesquels cent quatre-vingt-quatre femmes et
cinquante-deux hommes. Une seule femme et cinq hommes
avaient des cataractes congénitales. Les cent quatre-vingt-
quatre femmes étaient, une seule exceptée, atteintes aux
deux yeux, et toutes ces cataractes étaient ou molles ou
presque liquides, de couleur gris blanchâtre nuancée parmi
lesquelles plusieurs tachées de noir sur la capsule antérieure. La cataracte de la femme atteinte d'un seul côté
était couleur cendre avec des raies blanches en forme
d'étoile (cataracte étoilée.)

Quelle est donc la cause de ce grand nombre de cataractes
dans ces contrées? Pour le Dr Alessi, cette cause réside dans la
construction des chaumières des pauvres paysans et les

matériaux qu'ils brûlent pour faire la cuisine et pour se chauffer. La chaumière du paysan russe est petite, basse, pourvue de petites fenêtres; au milieu se trouve un grand four; à côté et en face de lui s'étendent des couchettes bâties en briques de même que le four, sur lesquelles le paysan russe se couche pour avoir plus chaud.

Le plus grand nombre de ces paysans pauvres ont dans leur chaumière un de ces fours dépourvus de tuyau conducteur, de manière que quand on y met le feu, la chaumière est si pleine de fumée qu'on n'y voit goutte et qu'on est obligé de se coucher par terre pour ne pas étouffer. Cet inconvénient se répète tous les jours en hiver, ce qui fait que ces pauvres gens sont condamnés à avoir sans cesse leurs yeux baignés de larmes produites par la fumée. Outre cela, les matériaux destinés au chauffage rendent celle-ci pestilentielle. Car en Russie, et spécialement sur les bords du Don, le pauvre paysan ne peut pas brûler du bois ordinaire, trop cher pour lui; il est réduit à sécher en été les excréments du bétail, pour les brûler l'hiver, après y avoir mêlé beaucoup de paille.

Comment ces causes agissent-elles pour produire une altération de l'appareil cristallinien? se demande le Dr Alessi. A cela il répond en exposant d'abord une théorie qu'il intitule « lacrymation ». Toutes les larmes, dit le Dr Alessi, ne sont pas dues à la sécrétion de la glande lacrymale, mais seulement la huitième partie. Le reste provient pour la plupart de la transsudation de l'humeur aqueuse des chambres de l'œil à travers la cornée. Le reste du contingent vient de la sécrétion des cryptes muqueux, des exhalations des vaisseaux de la conjonctive, des glandes de Meibomius, et de la caroncule lacrymale, qui n'est autre chose que l'agrégat de ces glandes, et qui sécrète également une certaine quantité de matière qui se dissout dans les larmes. Le liquide lacrymal n'est donc pas, à proprement parler, le résultat de la sécrétion d'un seul organe, mais une humeur mixte dont la source est dans un grand nombre d'organes différents. L'auteur, après avoir encore parlé de la théorie de son compatriote Rognetta qui est aussi la sienne, continue en ces termes : Cela dit, revenons aux bords du Don. Nous avons devant nous de pauvres paysans logés dans de petites et basses chaumières, remplies de fumée qui provient de la paille et des excréments brûlés dans des fours sans tuyaux conducteurs, ce qui oblige ces malheureux à se frotter continuellement les yeux abîmés par le larmoiement. Il suit de là une lassitude des pores de la cornée et une disproportion entre la sécrétion et la transsudation de l'humeur aqueuse, ou, pour mieux dire, un manque permanent de cette humeur dans les chambres de l'œil ; l'appareil cristallinien en masse subit par le fait un contact funeste et constant avec la face postérieure de l'iris et de l'uvée. La lentille se délie de ses cellules intra-capsulaires qui sont ses moyens organiques de nutrition, bascule, se luxe quelquefois dans son enveloppe cristalloïdienne, perd sa nutrition normale et sa transparence, et devient molle le plus souvent, quelquefois, mais rarement, en partie liquéfiée. Quant aux points noirs sur la face antérieure de la capsule de plusieurs de ces cataractes, cela provient du frottement de l'appareil cristallinien contre la face postérieure de l'iris et de l'uvée, toujours à cause du manque de l'humeur aqueuse. Le plus grand nombre de cataractes chez les femmes provient uniquement de ce qu'étant occupées au ménage, elles sont plus exposées aux causes mentionnées ci-dessus.

Nous reproduisons la narration du Dr Alessi parce qu'elle a trait à un fait des plus curieux, mais nous ne saurions partager la responsabilité des théories physiologiques, absolument en désaccord avec les idées généralement reçues aujourd'hui.

Plus récemment le docteur Deutschmann (in Arch. f. Ophth., 1878 et suiv.,), assistant à la clinique ophthalmologique de Goettingue, a fait des recherches sur la pathogénie de la cataracte. Il a répété les expériences de Kunde, de Kuehnhorn, de Richardson, sur la production des cataractes artificielles chez des grenouilles et de jeunes chats, en injectant sous la peau ou dans l'estomac du chlorure de sodium, etc. Il a varié les expériences de toutes les manières et experimenté sur des cristallins extraits fraîchement sur le vivant. Voici, d'après les Annales d'oculist., 1878, II., p. 213, les conclusions auxquelles il est arrivé :

1º L'épithélium est impuissant à protéger la substance du cristallin contre l'imbibition par l'humeur aqueuse.

2º Placés dans des solutions concentrées de chlorure de sodium (2 1/2 0/0) et de sucre (5 0/0), les cristallins extraits se troublent ; au commencement, ils perdent un peu d'eau, et plus tard, ils se gonflent considérablement par imbibition d'eau.

3º L'injection des mêmes solutions concentrées, dans la chambre antérieure de mammifères, produit également un trouble momentané de la substance corticale, mais qui disparaît bientôt.

4º L'injection de sel ou de sucre dans l'organisme d'animaux vivants ne trouble également le cristallin qu'en en soustrayant de l'eau.

5º Dans tous ces cas (cataracte par soustraction d'eau) on trouve des altérations anatomiques identiques : pro-

duction de vacuoles nombreuses dans les cellules épithé-
liales capsulaires et dans les fibres cristallines de l'é-
corce.

6ᵉ Le trouble du cristallin dans le diabète sucré ne peut
pas s'expliquer par une soustraction d'eau produite par le
contenu dans les milieux de l'œil, attendu que, jamais, la
concentration du sucre dans ces milieux n'approche de
celle qui est capable de troubler un cristallin extrait.

Quant à la cataracte diabétique, il y a plusieurs opinions
sur sa formation. Selon les uns c'est le marasme diabétique
qui en est la cause : le défaut ou plutôt l'insuffisance de
nutrition. Mais on peut objecter à cette opinion d'abord la
rareté de cataracte survenant seulement dans la période de
marasme, car, comme le fait remarquer le professeur Fœrster, de Breslau, dans ce cas tous les diabétiques devraient
être cataractés *sub finem vitæ ;* et puis comment expliquer,
d'après l'opinion citée, les cas de cataracte unilatérale ?
Cela, il est vrai, n'est pas la règle, mais ce fait se rencontre
pourtant. Et ensuite, est-ce qu'on ne trouve pas de cataracte chez les diabétiques bien nourris et d'une bonne
santé apparente? Seegen (in Diabetes mellitus, Berlin,
1875) cite un cas de cataracte unilatérale chez une jeune
fille de 12 ans. Le professeur Fœrster lui-même (in Graefe
u. Sæmisch Handb., etc., t. VII) cite un cas de cataracte
chez un diabétique très bien nourri dont il a opéré un œil
de la cataracte, tandis que l'autre œil montrait à peine
quelques opacités. Seegen (loc. cit.) cite encore une femme
de 53 ans, diabétique, avec cataracte double; pourtant
cette malade était loin d'être cachectique ; elle était au
contraire très grasse.

L'opinion d'après laquelle la cataracte se formerait par
déshydratation n'est pas non plus soutenable par les argu-

ments ci-dessus, car Horner (in Klinische Monatsbl, f. Aughlk., 1873, p. 490) cite un cas de résorption du corps vitré et de l'humeur aqueuse, et pourtant le cristallin restait intact.

D'après une troisième opinion (Frehrichs, Lohmyer), la cataracte se développerait par le changement chimique des milieux aqueux qui entourent le cristallin. Le sucre, toujours selon cette opinion, se transforme en acide lactique dans l'humeur aqueuse, et c'est alors l'acidité du liquide qui trouble le cristallin. Il est vrai qu'il y a des cas de cataractes diabétiques, où on n'a pas trouvé du sucre, ni dans l'humeur aqueuse ni dans le cristallin. Mais ne faut-il pas compter les petites quantités avec lesquelles on opère dans ce cas, et les difficultés que présentent les différents procédés de recherche?

C'est pourquoi nous attachons plus d'importance aux cas où on a réussi à démontrer du sucre dans l'humeur aqueuse et dans le cristallin.

Ainsi Leber (in Arch. f. O., XXI, 3), Knapp (in Klin. Monatsbl. I, p. 168), Stœber (Annal. d'ocul., t. XLVIII, p. 192), Donders (in Nagel's Jahrb. 1872, p. 249), O. Becker (in Græfe u. Sæmisch, t. V, 1, p. 271), Schmidt (Klin. Monatbl, 1873, p. 204), citent des cas où des chimistes distingués ont fait l'analyse et ont trouvé du sucre dans l'humeur aqueuse ou dans le cristallin. Mais on n'a pas encore démontré les rapports qui existent entre le sucre diabétique et la cataracte; car les cataractes artificielles que Kunde, Kuehnhorn et Richardson ont produites par des injections de solutions sucrées ou chlorurées sodiques sont considérées par les auteurs comme produites par déshydratation.

A l'opinion de Lohmeyer, que la réaction de l'humeur

aqueuse dans la cataracte diabétique est acide, on peut objecter les recherches de Leber qui trouva, au contraire, que la réaction de l'humeur aqueuse dans ce cas était alcaline. Mais supposons que c'est l'acidité qui est la cause de la cataracte, alors dans ce cas elle doit commencer là où le cristallin est en contact avec le liquide acide. Or, il n'est pas douteux que la cataracte diabétique aussi bien que la cataracte sénile se développent d'abord à la partie centrale sous forme de taches, stries, etc., assez éloignées de la capsule, tout comme dans la cataracte zonulaire ou stratifiée. Donc l'acidité de l'humeur aqueuse ne peut avoir d'influence sur ce fait. Nous partageons cette opinion avec le professeur Leber (loc. cit.).

Mais il est des cas où le développement de la cataracte ne suit pas les règles ordinaires. Il offre diverses particularités. Ici l'opacité commence par la couche corticale la plus proche de la capsule sous forme d'une pellicule mince, gris bleuâtre, au contact des bords pupillaires. On distingue nettement dès le début les rayons opaques du cristallin, alors que cet aspect se montre plus tard dans les cataractes ordinaires. L'opacité gagne de proche en proche et d'avant en arrière, et il se forme ainsi une cataracte molle, bleuâtre, sans noyau, qui ressemble tout à fait à la cataracte des jeunes gens. Cette sorte de cataracte est généralement double. C'est dans ce cas que l'humeur aqueuse a probablement produit le premier trouble dans le cristallin. Un pareil changement se fait dans le cristallin lorsque, après un décollement total de la rétine ou après une contusion de l'œil, il se forme une cataracte.

Mais ce qui est presque sûr, c'est que chez les diabétiques lorsqu'il se forme une cataracte il y a toujours élimination abondante de sucre.

Seegen (loc. cit.) croit que la cataracte diabétique peut s'éclaircir en cas d'amélioration de l'état général, et il cite deux cas de cataracte diabétique améliorés par l'usage de l'eau de Carlsbad qui dans ce cas a diminué l'élimination de sucre et a ainsi agi indirectement sur la cataracte. Mais c'est là un fait exceptionnel auquel on ne saurait attacher une grande importance.

Lécorché (in Arch. gén. de méd., 1861) arrive aux conclusions suivantes:

1° On ne peut mettre en doute l'existence de la cataracte diabétique; sa fréquence, sa marche et son développement la caractérisent parfaitement et permettent d'en faire une individualité morbide bien définie.

2° Elle est molle ou demi-molle; ce n'est qu'exceptionnellement et sous des influences encore inconnues qu'elle est de consistance dure.

3° Elle peut être précédée de troubles amblyopiques ou d'affections nerveuses de forme variée, mais elle peut aussi se manifester sans qu'aucun signe en ait fait soupçonner l'apparition.

4° Elle ne se rencontre pas dans des cas de diabète léger, que l'on peut facilement enrayer; elles appartient à la symptomatologie du diabète grave.

5° Elle n'apparaît qu'à une époque avancée du diabète et donne le droit de pronostiquer une mort à peu près certaine et plus ou moins rapprochée.

(Dor (loc. cit.) ne partage pas cet avis et il s'appuie sur deux cas de cataracte diabétique observés par lui-même, chez des hommes dont l'un âgé de 60 et l'autre de 59 ans, et qui le premier cinq ans et le deuxième deux ans et demi après l'opération se portent très bien.)

6° Etrangère aux altérations diverses des liquides de

l'œil (saturation de l'humeur aqueuse par le sucre, acidité de cette humeur), elle doit être considérée comme
une des manifestations de la détérioration profonde de
l'organisme et tient sans doute à l'appauvrissement des liquides nourriciers.

7° Elle semble réclamer un mode opératoire particulier.

(D'après Dor, le mode *opératoire de la cataracte diabétique* ne diffère en rien de celui de la cataracte ordinaire.)

D'après les expériences de Kunde, Kühnhorn, Mitschell
et Richardson, il s'agit dans la cataracte diabétique d'une
soustraction d'eau ; mais, comme le fait remarquer le
Dr Dor (Revue mensuelle de méd. et de chir., 1878, p. 323),
cette hypothèse, probable pour les cataractes produites
artificiellement, est loin d'être démontrée pour les cas observés chez l'homme.

Selon nous, tout principe dévié par une cause pathologique quelconque de sa destination primitive et rejeté dans
le torrent circulatoire, agit comme un corps étranger, et
irrite, par suite, constamment les tissus. Cette irritation
continuelle pour être calmée demande une plus grande
quantité d'eau, et produit ainsi indirectement une déshydratation de l'économie. Nous trouvons une confirmation
de cette idée dans une expérience de Brown-Séquard (in
Journal de physiologie, 1860), qui injectant une solution
sucrée dans les veines d'un animal vit cette solution agir
absolument comme un poison.

Après avoir passé en revue toutes les idées et toutes les
opinions sur la formation de la cataracte, nous ne sommes
pas encore arrivé à fournir une explication satisfaisante
sur la pathogénie et l'étiologie de cette affection. Il y a bien
des remarques et des observations qui méritent beaucoup
de considération ; on sait ainsi parfaitement que tantôt

c'est la diathèse urique, tantôt le diabète ou une autre diathèse qui est la cause de l'opacité du cristallin. Mais personne n'a encore montré pourquoi ces diathèses, pourquoi les entraves qui se produisent dans un appareil de l'économie sont la cause, éloignée, c'est vrai, mais pourtant la cause primitive de la cataracte?

Mais nous n'avons pas encore trouvé non plus une explication satisfaisante sur la question que nous nous sommes proposée, à savoir : pourquoi le cristallin se prête-t-il si facilement à des troubles visuels, à des opacités plus ou moins prononcées? Nous croyons avoir trouvé une réponse, une explication satisfaisante. La voici. C'est une prédisposition purement anatomique. On sait, en effet, que ni l'humeur aqueuse, ni le corps vitré, ni le cristallin n'ont de vaisseaux et de nerfs propres ; ils sont nourris par les vaisseaux de la choroïde et les nerfs ciliaires. Ce sont pour ainsi dire des parasites qui vivent aux dépens des milieux qui les entourent. C'est donc une énorme charge pour ces vaisseaux. Dans ce cas quoi d'étonnant de voir un corps comme le cristallin, isolé entre deux milieux dont la vitalité dépend des vaisseaux et nerfs des membranes qui les entourent, se troubler au moindre dérangement qui retentisse sur tout le corps? N'est-ce pas la lutte pour l'existence? Nous trouvons une prédisposition analogue dans les articulations où les cartilages vivent aux dépens des vaisseaux de l'os appartenant à l'articulation. Il en est de même dans le cœur. Celui-ci a ses vaisseaux propres; mais quel travail à exécuter, quelle charge énorme ! Toujours en mouvement, ses vaisseaux ne suffisent pas à sa nutrition et si le corps n'est pas très solide, alors les influences nocives se font bien vite remarquer. Nous répétons : il y a une prédisposition anatomique qui rend le cristallin, la partie du corps la plus lentement nourrie et la moins sûre de sa nutrition, apte à des troubles visuels. Cette prédisposition, il la partage avec les articulations et avec le cœur. Déjà M. le professeur Peter, dans ses remarquables Leçons de clinique médicale, I, p. 356, en parlant du rhumatisme articulaire, dit : « Qu'est-ce maintenant que le rhumatisme? C'est une affection générale qui frappe les tissus en raison inverse de leur vascularité, ce qui revient à dire : en raison inverse de leur vitalité.....

« ...J'ajoute maintenant que dans l'organisme prédispose au rhumatisme, les tissus qui seront surtout frappés *sont les tissus les moins vivants*, ceux dont l'organisation est la plus rudimentaire ; c'est-à-dire le tissu cartilagineux, le tissu fibreux et les séreuses articulaires, qui sont à peine des séreuses ; de sorte que dans l'arthrite rhumatismale, ce qui est frappé, ce n'est point l'os, cette éponge vasculaire encroûtée de sels de chaux, c'est, au contraire, ce qui vit le moins, le cartilage, la synoviale, les ligaments. »

Lecorché (in Traité de diabète, Paris, 1877, p. 351) dit :

« Tout porte à croire que cette cataracte (diabétique) n'est que l'expression d'une détérioration générale de l'individu, d'une nutrition insuffisante, dont les effets sont surtout appréciables dans les tissus d'une vitalité inférieure. »

OBSERVATIONS.

A. ÉTAT GÉNÉRAL.

1. Système circulatoire.

Selon le Dr Fourneaux–Jordan, de Birmingham (in *Union méd.*, 1857, p. 456), l'influence des maladies du cœur sur le cerveau est depuis longtemps reconnue ; la liaison des maladies du cœur avec différentes affections oculaires ne semblait pas, même *a priori*, improbable. C'est dans ce but que l'auteur a dirigé ses recherches ; il a voulu s'assurer de la vérité de ce fait, que la cataracte non traumatique est souvent associée à des lésions du cœur, et peut même, dans certains cas, en être regardée comme le résultat. Les observations cliniques suivantes sont prises parmi un grand nombre de faits où l'état des viscères thoraciques a été soigneusement examiné ; jamais le cœur n'a été trouvé dans des conditions normales.

OBSERVATION I.

Cataracte. Régurgitation mitrale (rétrécissement auriculo-ventriculaire gauche). Rhumatisme. Tubercules pulmonaires.

Emma S..., 44 ans, iris et cheveux foncés ; le père mort d'apoplexie ; la mère de vieillesse. Santé généralement bonne jusqu'à 20 ans. A cette époque rhumatisme aigu qui dura plusieurs mois. Depuis lors huit ou neuf attaques semblables ; fréquemment douleurs à la tempe gauche et dans les grandes articulations. Il y a six ans, cataracte commençante à l'œil gauche. Il y a huit mois, le cristallin droit commence à s'opacifier. De temps à autre palpitations de cœur et dyspnée. Le choc du cœur se sent au niveau de la sixième côte ; matité précordiale assez étendue ; bruit de soufffe bien marqué, un peu rude, pendant la systole, perçu au-dessous du mamelon, ayant son maximum d'intensité à la pointe du cœur ; nul au contraire à la base et le long de l'aorte. Pouls petit et régulier ; veines jugulaires externes dilatées ; matité sous la clavicule droite avec résonnance de la voix, et un ou deux râles humides à la fin de l'inspiration ; mêmes phénomènes dans la fosse sus-épineuse du même côté ; émaciation considérable ; pas d'hémoptysie, de diarrhée, ni de sueurs nocturnes. Règles retardées. Urine normale.

OBSERVATION II.

Cataracte. Rétrécissement aortique.

Marie D..., 46 ans, veuve, pâle et molle ; tempérament bilieux ; hémorrhoïdes. Il y a deux ans, les cristallins commencent à s'opacifier. Impulsion du cœur un peu forte. Matité précordiale étendue ; bruit de systole fort, étendu entre les articulations chondro-sternales des troisième et quatrième côtes, très manifeste à la naissance de l'aorte, beaucoup moins à la pointe du cœur. Le pouls est filiforme. Respiration normale.

OBSERVATION III.

Cataracte. Rétrécissement mitral. Rhumatisme. Tubercules.

Samuel G..., 45 ans, laboureur ; cheveux bruns, iris gris. A 20 ans rhumatisme aigu qui dura quatre mois. Deux ou trois ans après, fièvre cérébrale, et immédiatement après, trouble des cristallins. Ces deux dernières années, douleurs dans la région gauche de la poitrine avec dyspnée et toux. L'impulsion du cœur est normale, ainsi que l'étendue de la matité qui décèle ses dimensions. Systole prolongée, perçue au-dessous du mamelon, nulle à l'aorte. Pouls petit et inégal. Matité et exagération du retentissement de la voix avec respiration rude à gauche. Quelquefois bruit de râpe dans la région du cœur.

De ces faits et de beaucoup d'autres l'auteur conclut que, en présence de nombreuses maladies du cœur s'accompagnant de cataractes, il est impossible de voir là une simple coïncidence, et que, par conséquent, il faut admettre comme réelle l'influence des maladies du cœur sur la production de la cataracte. Comment s'exerce-t-elle? L'auteur avoue qu'il ne peut l'expliquer. L'âge avancé est une cause depuis longtemps reconnue de la production de la cataracte; mais, dans beaucoup de cas, les malades n'étaient pas âgés, un tiers avaient de 40 à 50 ans, et deux n'avaient pas 20 ans. Le rhumatisme agissant plus ou moins sur les membranes du cœur, semble être aussi une cause éloignée de cataractes. Mais quelles sont ces maladies du cœur qui ont de l'influence sur la production de la cataracte? Ce sont, selon l'auteur, les affections légères ou peu graves. L'auteur dit encore que la cataracte est souvent accompagnée de dérangements de la raison que l'on observe souvent aussi avec les maladies du cœur, et il insiste sur l'évidence donnée par ce syllogisme, ajoutant que l'extrême loquacité d'une part, ou le caractère sombre et taciturne que l'on observe chez les malades atteints de cataractes non traumatiques, n'existent pas chez ceux qui deviennent aveugles par accident.

Il est regrettable que Fourneaux Jordan se soit pressé à affirmer l'existence de la cataracte sans donner la moindre preuve à l'appui de son opinion. Il est en effet possible de supposer qu'il y a eu là quelques erreurs de diagnostic.

D'autre part, en admettant l'existence de ces cataractes, il serait très intéressant de connaître leur nature ; les cataractes que nous avons pu voir, en 1879, chez des cardiaques, dans le service de notre maître M. le professeur Panas, étaient molles ; le travail de Fourneaux-Jordan (en tout treize cas), s'il avait été complet, aurait pu nous donner de très intéressants détails sur ce point.

II. Système respiratoire.

Hasner (*in Prager Viertel Jahresschrift* 1851) cite un cas de cataracte chez une jeune femme, âgée de 36 ans, morte de phthisie et à l'autopsie de laquelle on a trouvé à l'œil droit une cataracte molle. Le noyau, grand comme un grain de chènevis, nageait au milieu de la substance cristallinienne. On ne trouvait pas d'autre lésion que celle des poumons. Pourtant Hasner ne peut pas admettre que la tuberculose engendre la cataracte. Dans ce cas en effet pourquoi l'œil gauche restait-il parfaitement sain? Et comme la cataracte dans la tuberculose est 1 : 200, c'est-à-dire 1/2 0/0, il croit que la cataracte est due à une autre cause, restée inconnue même à l'autopsie. Le D Benedikt qui admet la cachexie cancéreuse comme cause de la cataracte partage ici l'avis du Dr Hasner.

Ces deux auteurs sont d'accord en ce qui concerne la scrofule et la syphilis. Mais touchant cette dernière on va voir tout à l'heure le cas publié par le journal médical de Vienne.

Romiée, de Liège (in Journ. de méd., de Bruxelles, 1876) :

G. A..., 30 ans, menuisier, me fait constater, le 2 août 1876, qu'il est atteint d'une cataracte pointillée aux deux yeux. Cet homme a remarqué que sa vue baissait insensiblement depuis qu'il est malade. La gêne respiratoire et son aspect montrent assez qu'il est atteint d'une affection cardio-pulmonaire. Depuis un mois environ que « sa bronchite » s'est aggravée, il voit moins bien encore. Le 6 septembre, l'état du malade paraît bien plus mauvais, il se sent, du reste, beaucoup plus mal et les opacités pointillées des cristallins sont remplacées par un aspect opaque plus général.

III. Système nerveux.

Logetschnikow (in De la formation de la cataracte sous l'influence des maladies nerveuses, Société phys.-méd. de Moscou, 1871, et in Annal. d'ocul., 1872, I. 271).

L'auteur cite huit cas d'où il résulte que :

1° Chez les personnes âgées, la formation de la cataracte peut se trouver sous la dépendance du système nerveux.

2° Dans ces cas, la cataracte n'est pas partielle (cataracte zonulaire), mais totale et molle.

3° Ces symptômes nerveux ont alors le caractère des crampes ordinaires, la connaissance ne se perd pas, il n'y a point de sucre dans l'urine.

Dans ces cas, les symptômes nerveux ont toujours précédé la formation de la cataracte.

Epilepsie.
(Hasner in Prager Vierteljahresschr., 1851-52.)

D. A..., 60 ans, journalière, entre à l'hôpital Filial de Prague, le 15 juin 1850. Elle est atteinte d'épilepsie depuis quelques années et de cataracte double. Anamnèse non sûre parce que la malade était idiote au plus haut degré. Attaques épileptiques presque trois fois par jour. Le 15 juillet opération à l'œil droit (réclinaison). Pas d'attaque pendant l'opération. L'abaissement du cristallin réussit très bien ; la malade était très contente de voir. Durant quinze jours après l'opération pas d'attaque ; mais alors elles revinrent et un mois après l'opération la malade se plaignit d'une diminution de l'acuité visuelle de l'œil droit, l'œil opéré, quoique le fond de l'œil ne révélât aucun changement pathologique, et que le cristallin restât disloqué. Encouragé par le succès de l'œil droit, Hasner fit le 13 août l'opération de l'œil gauche. La malade était très agitée. Après quelques essais infructueux pour abaisser le cristallin, Hasner se décida à pratiquer la discision. Pas de réaction inflammatoire non plus, mais les attaques épileptiques se renouvelèrent plus souvent ; la malade tomba de plus en plus et elle mourut le 16 septembre, sans qu'on lui trouvat une cause locale.

A l'*autopsie*, qui a été faite le lendemain 17, on constate ceci : squelette faible, les côtes ramollies et très fragiles ; les muscles friables pâles brûnâtres, secs ; les muscles pectoraux ainsi que ceux de l'extrémité supérieure gauche rétrécis, ceux de l'extrémité droite mous. Dégénérescence des poumons, du foie, de la rate, sclérose (khaco-sclérome) des deux yeux ; une dépression de 1 centimètre de diamètre de l'os pariétal gauche, occasionnée probablement par un coup ou une chute. Cerveau et moëlle normaux. L'auteur croit que c'est cette dépression occasionnée probablement par une fracture qui était la cause de l'épilepsie ; mais il attribue la cataracte, non à celle-ci, mais bien à la dégénérescence sénile, puisqu'elle avait 60 ans, et cette sénilité a été pour ainsi dire accélérée par suite de l'épilepsie.

Selon Romiée, de Liège (in *Journal de méd., de chir. et de pharmacol.* de Bruxelles, 1876), il semble exister une certaine relation entre la cataracte et un état mental défectueux qui se rencontrent simultanément chez certains sujets.« C'est là, dit-il, un fait que j'ai constaté, sans vouloir y ajouter l'importance d'une conclusion absolue, parce que je n'ai pas encore vu un assez grand nombre de cataractés pour pouvoir affirmer péremptoirement cette relation. Je continuerai à chercher à éclaircir ce point étiologique ; mais en énonçant cette remarque, j'ai l'espoir que des praticiens plus autorisés viendront la confirmer.

« J'ai donc été frappé de voir certains cataractés, d'un âge où les cristallins sont rarement opacifiés, offrir un état mental et intellectuel laissant considérablement à désirer. A l'appui, je citerai les exemples suivants. Le nombre n'est pas bien considérable en apparence, mais, comme je le démontrerai tantôt, il est relativement élevé.

Mme L..., 44 ans, femme d'un tempérament nerveux très prononcé, exalté même, présente deux cataractes incomplètes ; les opacités du cristallin gauche lui laissent encore la faculté de se conduire. Je l'examine en décembre 1872 et deux ans après elle est tout à fait folle.

Mlle B..., 42 ans, tempérament lymphatique, petite, mais bien conformée, est atteinte d'idiotisme. Elle porte deux cataractes demi-molles.

K. G..., 36 ans, est robuste et excessivement exalté ; il offre deux cataractes demi-molles.

Mlle F..., 42 ans, idiote, est affectée d'une double cataracte demi-molle.

N. J..., 12 ans, cataractes molles complètes. Il y a environ trois ans que sa vue devient mauvaise, mais avant cette époque, il était déjà simple d'esprit me dit le père.

Observation, abrégée et tirée de « Tribut à la chirurgie, » par
E.-F. Bouisson, de Montpellier. Paris. 1861, II, p. 326.
Démence et cécité. Guérison des deux maladies par l'opération
de la cataracte.

Le 1er août 1858, on conduisit à l'hôpital Saint-Éloi de Montpellier un homme âgé d'environ 50 ans, nommé Roque, originaire du département de Tarn. On n'avait aucun renseignement sur lui, et comme il restait indifférent à toute question on le prenait comme étant dans l'ivresse. Il fut couché au n° 47 de la salle Saint-Barthélemy. Dès le surlendemain, je le soumis à un examen attentif, mais je n'obtins que des réponses incohérentes, la plupart monosyllabiques, et sans rapport avec les questions qui lui étaient adressées. Je me mis à l'examiner *à capite ad calcem*. L'exploration des yeux me fit reconnaître une double cataracte cristalline.

L'air d'hébétude répandu sur sa physionomie, l'expression de dégradation de son front court et ridé, aussi bien que l'incohérence de ses idées et le défaut de spontanéité intellectuelle, me firent voir que notre malheureux était non seulement frappé de cécité, mais de démence. On lui fit prendre des bains ; un purgatif fut administré. Un régime assez sévère pour détruire ou pour atténuer toute influence morbide récente fut prescrit, mais je ne remarquai aucune modification dans sa position. Il offrait le même degré d'imbécillité malgré l'emploi de ces moyens. Je lui parlai de lui rendre la vue par une opération, je le trouvai inerte devant cette espérance. Je n'en résolus pas moins [de lui rendre la vue malgré lui. J'examinai ses yeux attentivement et tout paraissait satisfaisant sous ce rapport. La cataracte avait une apparence favorable; elle était lenticulaire, d'une couleur gris perle, et à sa période de maturité. L'iris était exempt d'adhérences et de toute trace d'inflammation antérieure; la pupille se contractait et se dilatait librement et avec vivacité; on distinguait très bien le cercle uvéen et le phénomène de l'ombre portée. La cornée était parfaitement diaphane, la conjonctive saine; les paupières étaient nettes. Enfin les globes oculaires présentaient une consistance normale. Et comme l'opération était praticable, elle fut effectivement résolue et exécutée le 16 août. Le malade fut chloroformé et, une fois amené à l'état d'insensibilité et de résolution musculaire, je l'opérai en pratiquant l'abaissement et la réclinaison du cristallin, méthode que j'adopte de préférence, et qui dans l'espèce offrait plus de garantie au point de vue des suites de l'action chirurgicale. L'opération fut pratiquée aux deux yeux, pour multiplier les chances de succès. Je n'insiste point sur les détails de son exécution. L'opéré n'eut aucune notion de ce qui se passait. Un pansement par occlusion termina l'opération.

La chemise de force me parut nécessaire; elle assura les suites de l'opération contre l'indocilité inintelligente du malade. Il fut transporté à son lit sans avoir conscience de ce qui s'était passé. Un infirmier fut spécialement chargé de le surveiller. Nulle fièvre, nulle chaleur locale, nulle inflammation ne vinrent troubler les résultats que nous attendions. Vers le troisième jour j'examinai la région orbitraire : chaque globe oculaire était en bon état; la pupille noire et de grandeur naturelle. Le dixième jour Roque fut tout d'un coup soumis aux épreuves qui devaient montrer qu'on lui avait rendu le sens dont il était privée. Un sourire niais, mais joyeux, se répandit sur sa figure, et il s'écria : J'y vois! Ce fut le premier mot raisonnable. A mesure que la vue se fortifiait, Roque devenait plus docile. Chaque jour marquait un progrès dans le retour de l'intelligence. Il reconnaissait les objets et les désignait par leur nom. Il avançait les mains pour les saisir, et sembla pendant quelques jours avoir une idée fausse de la distance. Cependant sa nouvelle éducation oculaire ne fut pas longue. La mémoire reparaissait avec une rapidité appréciable d'un jour à l'autre; la

spontanéité intellectuelle commençait aussi a se manifester. Roque
demandait une augmentation de sa ration alimentaire ; il désirait
se lever et parlait déjà de sortir. Nous ne pûmes savoir néanmoins
depuis quand la raison s'était égarée ou perdue, mais il se souvint
que la vue lui manquait depuis environ deux ans. Il nous fit savoir
qu'il était cultivateur, et qu'il avait trouvé des ressources dans son
travail jusqu'à l'époque de sa maladie. Un mois et demi après son
entrée à l'hôpital, Roque fut en état de regagner son domicile et
de pourvoir à son existence. On remarquait une métamorphose
complète, non seulement dans l'état de ses idées, mais dans sa
démarche et dans sa physionomie qui, naguère terne et inerte,
était doublement illuminée par le retour de la vue et de l'intelligence.

Il eût été intéressant, ajoute l'auteur, de constater si cet abaissement des facultés intellectuelles avait été précédé ou suivi de la
perte de la vue. Les deux maladies coexistaient sans relever de la
même cause. Néanmoins leur indépendance comme maladie n'im-
plique pas une nullité d'influence fonctionnelle, et l'on ne saurait
méconnaître que, lorsque les idées sont déjà amoindries dans leur
principe ou dans l'instrument de leur manifestation, la privation
accidentelle d'un sens, en rétrécissant encore davantage le champ
des idées, n'ajoute une circonstance aggravante.

Voici une observation semblable qui a été recueillie der-
nièrement par un des chefs de clinique de M. le Dr Galezowski, et que ce dernier a bien voulu mettre à ma disposition, ce dont nous le remercions ici.

**Cataracte polaire postérieure des deux yeux. Extraction à gauche.
Accès aigu de delirium tremens.**

Allard, Amédée, 38 ans, marchand de chaussures, rue Galande, 9,
à Paris, a toujours eu la vue faible, et cet affaiblissement augmente depuis deux ans environ. C'est à cette époque qu'il vient à
la consultation et l'on trouve une cataracte dans les deux yeux,
polaire postérieure. Ces cataractes, probablement congénitales, ten-

dent à se généraliser : c'est là-ce qui explique la nouvelle diminution de l'acuité dont se plaint le malade. On lui conseille une opération à brève échéance. Il promet et s'esquive. Il revient ainsi tous les deux mois environ, et renvoie toujours l'opération à plus tard. Sa femme nous raconte que depuis plus de deux ans son mari est devenu irascible, qu'il s'emporte pour les moindres questions, et il arrive même des moments où il a des attaques complètes de folie, de sorte qu'on est obligé de le mettre au lit par force et de l'attacher, jusqu'à ce que sous l'influence d'une potion que le médecin lui prescrit, le calme revient complètement avec le sommeil. Dans d'autres moments, c'est un état de tristesse et de mélancolie qui s'empare de lui, et il restera cinq ou huit jours sans manger et sans parler à personne. Cet état se prolonge déjà depuis plus de deux ans, toujours en s'aggravant.

Il revient enfin au commencement de juin 1880, se présente tous les jours pour l'opération, et se retire au dernier moment. Enfin le 19, poussé par son frère et sa femme, il est bien décidé, et l'on fait l'opération qui se passe assez régulièrement. Cependant le cristallin sort au moment où l'on achève le lambeau cornéen, et l'on est obligé de faire après coup l'iridectomie. Il n'y a pas de sortie de corps vitré.

Pour l'explication des phénomènes que nous allons observer, il est nécessaire de faire ici l'histoire de notre malade.

C'est un alcoolique ; grand, sec, maigre, nerveux, il est tout tremblant, et ce tremblement devient parfois si prononcé qu'il ne peut rien tenir dans ses mains, qu'à peine il peut se tenir debout. Esprit faible, sans volonté, il est parfois très méchant. Il a perdu sa mémoire et ne se souvient presque pas de ce qu'il vient de faire. Déjà à plusieurs reprises il a eu des accès aigus d'alcoolisme, et il a été déjà question de le mettre dans un asile. Son sommeil est généralement troublé par d'affreux cauchemars. Tous les matins il a la pituite. Malgré tous ces symptômes, il continue ses habitudes alcooliques et son état s'aggrave.

Voilà l'homme à qui on vient d'extraire la cataracte. Son état général explique l'irrésolution dont il a fait preuve pour se faire opérer. Enfin nous avons dit que tout s'étant passé irrégulièrement, on lui applique un pansement sur les deux yeux et on le couche. Dans son lit son état inconscient revient par intervalles, et alors il se lève et arrache sa bande. Huit fois dans les premières vingt-quatre heures on est obligé de le recoucher et de remettre son bandeau. Néanmoins le lendemain l'œil est parfait; la plaie en coaptation, la pupille très nette.

On adresse des reproches au malade, qui promet d'être tranquille. Il ne devait pas tenir longtemps ses promesses. En effet, la seconde nuit, le surveillant de la clinique vient me chercher en me disant que notre malade, devenu complètement fou, veut se suicider. J'arrive près de lui et le trouve dans un très grand état de surexcitation. Il se plaint d'êtres imaginaires qui le poursuivent, et il se bat contre eux. Plusieurs fois, pour leur échapper, il veut fuir par la croisée. Impossible de lui faire suivre une conversation. Il revient toujours à ses ennemis. Le tremblement est très intense, le malade ne peut qu'avec peine se tenir debout, en s'appuyant le long des murs. Sa voix est tremblotante et saccadée, sa respiration vive et rapide, son pouls agité et irrégulier. Je lui donne 4 grammes de chloral qui ne produisent aucun résultat. Pendant ce temps, son œil est abandonné sans bandeau compressif. Le malade le frotte constamment, et je m'attends à tout moment à le voir se vider.

On prévient sa famille et il rentre chez lui le deuxième jour après l'opération. Là, pendant huit jours, il reste dans le même état avec une fièvre très intense. Son médecin le soumet à de hautes doses de bromure de potassium. Huit jours après on m'appelle pour voir son œil que tout le monde croit perdu. Quel n'est pas mon étonnement de le voir dans un état parfait? La plaie est complètement cicatrisée, la papille superbe.

Quinze jours après, le malade est tout à fait calme et revient à la clinique voir notre maître, M. Galezowski. Tout le monde est étonné de voir son œil si beau. L'acuité visuelle est normale.

Ainsi voilà un œil opéré de cataracte, qui, dès le premier jour, a été soumis à toute espèce de secousses, qui n'a subi aucun traitement, et qui a complètement guéri malgré les accidents cérébraux dont le malade a été atteint.

Les deux observations que nous venons de relater sont fort intéressantes à divers points de vue. Elles montrent

d'abord que l'opération de la cataracte peut réussir parfaitement chez des aliénés, contrairement à cette opinion
que ces malades résisteraient moins facilement aux trau-
matismes que des individus sains. Elles montrent en second lieu l'influence de la cataracte sur le développement
de l'aliénation mentale. Il paraît, en effet, certain que dans
les deux cas le trouble de la vue a précédé les symptômes
cérébraux. Mais d'autre part l'aliénation mentale est,
comme le dit M. le professeur Ball, toujours une affection
héréditaire; elle ne se montre que sur des sujets prédis-
posés. Il est donc permis de supposer que chez nos deux
malades la vésanie existait déjà en puissance alors que la
cataracte a commencé son évolution. Et c'est ainsi que ces
deux faits rentrent dans le cadre de notre sujet, et viennent
à l'appui de cette idée que les troubles du système nerveux
favorisent le développement des opacités du cristallin.

4° *Diathèse urique et goutteuse.*

Dr Gustave Warnatz, de Camentz (Sachse), in Arroris Zeitschrift
f. d. Ophth. Heidelb. et Leipzig, 1837, p. 50.

K..., commerçant, âgé d'une quarantaine d'années. Grand bu-
veur, il a acquis un embonpoint remarquable, avec ses symptômes
de pléthore abdominale sous forme d'hémorrhoïdes. La goutte ne
tarda pas à arriver, qui affecta à peu près tout le corps, pas à la
fois, mais tantôt la tête, tantôt les articulations et ainsi de suite.
Pourtant les yeux restèrent indemnes. Après de nombreux traite-
ments chez différents médecins, il tomba entre les mains d'un ho-
mœopathe qui lui ordonna quelques médicaments à l'intérieur et
une diète complète, c'est-à-dire que toute la nourriture du malade
se bornait à des légumes. Il en résulta un amaigrissement rapide.
Les symptômes de la goutte s'améliorèrent, mais la guérison pourtant n'était pas radicale. Ce qui l'inquiétait maintenant, c'était l'affaiblissement de sa vue, d'abord dans l'œil droit et plus tard dans
l'œil gauche. Plusieurs médecins qu'il consulta lui ont conseillé de

se faire opérer; d'autres, au contraire, lui disaient de ne tenter aucune intervention chirurgicale à cause des dispositions goutteuses qui étaient encore bien manifestes. Le malade, après toutes ces controverses, s'habitua à son sort, ne faisait rien contre son affection oculaire et continua seulement la diète. Il y a un an que je ne l'ai vu pour la première fois; je lui trouvai une cataracte molle capsulo-lenticulaire dans les deux yeux, plus mûre à l'œil droit qu'à l'œil gauche. Réaction normale des deux iris. Aucun mal des yeux autre que la cataracte n'a été constaté; celle-ci, d'ailleurs, s'était établie sans aucune douleur. L'acuité visuelle était très faible; le malade distingue seulement entre nuit et jour, et les contours de grands objets. Comme il avait encore quelques douleurs goutteuses dans les différentes parties du corps, je ne voulais pas encore tenter l'opération, je me bornais donc à lui conseiller à continuer son régime sévère, mais pourtant qu'il se nourrisse avec de la viande et qu'il boive tous les jours une petite quantité de bière et de temps à autre un petit verre de vin blanc, pas trop fort.

Je l'ai vu de nouveau le mois de janvier 1835, et fus étonné de l'amélioration des yeux; la cataracte était résorbée de la périphérie vers le centre, de sorte qu'il n'y reste qu'un peu d'opacité grosse comme une tête d'épingle, et elle avait l'aspect de cataracte centrale, mais les autres parties du cristallin étaient claires et pures. Dans l'œil gauche le même processus s'est produit, seulement il restait encore une espèce de queue (Streifen) qui du centre allait vers la périphérie. L'acuité visuelle s'est aussi considérablement améliorée. Le malade pouvait, avec l'œil droit, lire facilement les gros caractères, reconnaître des personnes, distinguer les flammes, bien entendu, tout cela à proximité, pourtant sans lunettes; celle de l'œil gauche s'était également améliorée, mais moins que celle de l'œil droit à cause de l'opacité vers la périphérie qui y restait encore.

L'auteur dit: je ne voudrais pas ranger cette cataracte dans l'ordre goutteuses, parce qu'elle est survenue sans aucune douleur, tandis que les affections oculaires, d'origine goutteuse, ont précisément pour symptôme des douleurs atroces, le malade n'a aucune douleur ni dans l'œil lui-même, ni dans l'orbite. Il est bien probable que, chez notre malade, la cause était le régime sévère qu'il a con-

Ullmann.   6

tinué pendant longtemps, car il a tout à fait maigri et dès qu'il s'est mieux nourri les systèmes vasculaire et nerveux ont repris de la force et de l'énergie.

Mme S..., 50 ans; ménopause depuis cinq ans, hystérique depuis quinze ans, état qui est certainement entretenu par la constipation dont souffre la malade. Elle se plaint de douleurs vagues (arthritis vaga) qui ont leur siège de prédilection chez elle dans la tête. Maux d'yeux depuis huit ans qui se manifestaient d'abord par une blépharo-conjonctivite, qui, elle-même, a probablement pour cause la vénosité des yeux ainsi que la choroïdite et la rétinite pour point de départ. Depuis 1832, légère opacité dans le cristallin d'un des deux yeux (l'auteur ne dit pas lequel.) La malade a consulté plusieurs médecins. Elle employa contre la constipation la source de Maria-Kreuz et des bains de savon avec beaucoup de soulagement. Mais dans l'espace de l'été jusqu'en automne la cataracte s'est formée dans les deux yeux. Je lui conseillais de ne pas se faire opérer, et cela à cause de la dyscrasie goutteuse et surtout à cause des affections de la choroïde et de la rétine dont dépend la cataracte.

Je lui faisais sur les deux bras de larges cautères (fontanelles). Elle prenait de temps à autre quelques laxatifs salins, et je lui appliquais derrière les oreilles des sangsues. Un mois après ce traitement une résorption de la cataracte était déjà manifeste; de jaune blanchâtre qu'elle était, elle est devenue laiteuse, molle, et sa résorption se faisait en forme d'étoile, c'est-à-dire se cassant en plusieurs morceaux. Six mois après, toute opacité avait disparu et les pupilles étaient claires et pures comme elles le sont à l'état normal. L'acuité visuelle s'améliora, mais la malade restait myope et elle était forcée de se servir de lunettes.

Dans ce cas, ajoute l'auteur, la cause était la goutte, ce qui prouve les douleurs vives qu'elle a eues, la photopsie et les mouches volantes dont elle se plaignait constamment.

M. le Dr Galezowski, in Recueil d'ophthalm., 1880, p. 561, cite l'observation suivante :

M. S..., âgé de 64 ans, habitant la Guadeloupe, vient se faire opérer par moi en juin 1880 d'une cataracte complète de l'œil gauche dont il ne voyait plus depuis plus de huit mois. L'examen fait avec le plus grand soin m'avait permis de constater une intégrité parfaite de toutes les membranes, l'iris et la cornée étaient saines, la pupille se contractait très régulièrement sous l'impression de la lumière du jour, il n'y avait pas la moindre trace de synéchies postérieures ; la perception lumineuse de cet œil, ainsi que les autres phénomènes sont normaux. L'œil droit présentait une cataracte nucléolaire en voie de formation, et à l'examen ophthalmologique on peut s'assurer que toutes les membranes internes sont saines. La santé générale de notre malade est très satisfaisante, l'examen des urines ne dénote d'anormal que la présence d'une grande quantité d'acide urique.

L'extraction de la cataracte est pratiquée par mon procédé de lambeau périphérique avec excision de l'iris sans aucun accident ; la pupille est très nette, et la vue bonne immédiatement après l'opération. Dès le lendemain de l'opération nous constatons que la plaie se trouve en une coaptation complète, la chambre antérieure est rétablie. Le malade n'a point souffert de l'œil, mais il déclare avoir beaucoup souffert de douleurs sciatiques à la jambe droite pendant toute la nuit. Ces névralgies lui sont habituelles, il les a éprouvées plusieurs fois dans ces dernières années, quoique la dernière crise date de deux ans. Nous ordonnons des injections hypodermiques de morphine tous les soirs, à la dose de 1 centigramme, ce qui le calme complètement pour toute la nuit ; de plus, comme il n'a pas de sommeil, je lui prescris le sirop de chloral. Sous l'influence de ce traitement, le malade se trouve soulagé ; néanmoins les douleurs sciatiques revenaient au bout de deux à trois heures après l'injection de morphine, et toujours la nuit. Le huitième jour après l'opération, l'œil, qui paraissait guéri, et la vue complètement rétablie, est devenu un peu rouge, injecté, la chambre antérieure apparaissait un peu louche. C'était un iritis. Malgré l'application des sangsues à la tempe, le sulfate de quinine et les purgatifs, nous n'obtenions point d'amélioration. L'instillation du collyre d'atropine parut aggraver le mal, et provoqua les douleurs. L'ésérine apporta quelque soulagement, mais l'injection scléroticale tendait plutôt à augmenter ainsi que l'exsudation dans la pupille. En cherchant alors dans les antécédents du malade quelques indices, j'ai trouvé qu'il avait eu des accidents syphilitiques, il y a vingt ans ; cela m'avait décidé de soumettre le malade à un traitement mixte par les pilules de protoiodure et par l'iodure de potassium, mais je me suis aperçu bientôt que la cause du mal était ailleurs. En effet, l'iritis ne s'arrêtait point, l'affection était de nature goutteuse. Le malade avait quelques atteintes de la goutte régulière, puis vinrent les douleurs sciatiques. Prenant en considération toutes ces circonstances, je lui ai prescrit le salicytate de soude, d'abord à la dose de 2 grammes par jour et puis je l'ai porté successivement à 3, 4 et 5 grammes. Ce n'est qu'à partir de cette dernière dose que le mieux très sensible est survenu dans l'état de l'œil opéré ; à peu près vers les 25 juin, la pupille s'est dégagée, et la vue est revenue quoique incomplète, car il existe une légère pellicule capsulaire dans la pupille. S. 2/3.

Rosas (in Ammon's Zeitschrift f. O., 1832) cite un cas de cataracte d'origine goutteuse qu'il désigne sous le nom de *cataracta varicosa*, et qu'il a vu deux fois chez des adultes goutteux. Le cristallin paraissait brun noirâtre, gonflé, inégal ; la pupille était dilatée, irrégulière, immobile ; la cornée aplatie, terne ; la sclérotique, autour de cette dernière, bleuâtre ; la perception de lumière très faible. Rosas n'a pas pratiqué l'opération, et à l'autopsie on a trouvé le cristallin brun, mou, déchiqueté, sans trace de sa structure lamelleuse : c'était une véritable masse fongueuse, sarcomateuse. Le corps vitré était d'une consistance plus ferme, mais moins pur qu'à l'état normal ; la rétine et les tuniques artérielles étaient épaissies.

Werneck (*ibid.*, 1833, p. 473) décrit plusieurs cas de cataracte, dont il attribue l'étiologie à la goutte.

Nous citons encore, à titre de curiosité, le cas de cataracte que Fleckelès mentionne (*in Hufeland's Journal*, 1843, p. 87). « Cette cataracte, dit-il, causée par les hémorrhoïdes, a été guérie par l'usage des eaux de Karlsbad, source Mühlbrunnen. »

Le malade est revenu à Karlsbad l'année suivante, et son œil était en parfaite santé. Le Dr Fleckelès ajoute que c'est surtout dans les affections oculaires occasionnées par les hémorrhoïdes chroniques ou d'origine goutteuse que les eaux de Karlsbad sont efficaces.

5° *Phosphaturie.*

La cataracte dans la phosphaturie est depuis les tra-
vaux de Teissier fils, de Lyon (Thèse pour le doctorat, Paris, 1876), et de Dor, de Berne (in Revue mensuelle de médecine et de chirurgie, 1878, p. 321), comme la cataracte
diabétique, un point incontesté. Voici donc quelques observations sur la cataracte phosphatique, empruntées au
travail du docteur Dor.

1° M. J..., 35 ans, se présente à la Clinique avec une cataracte
demi-molle des deux yeux. L'analyse des urines, faite douze fois,
a donné les résultats suivants : poids du corps, 63,2 kilos. Quantité
totale de l'urine en vingt-quatre heures, 1,190-2,960 c. c. Poids
sp., 1,015-1,027. PhO^5. 2.09-311 en vingt-quatre heures. SO^3,
2.26.

L'extraction réussit normalement ; toutefois il y eut après une
légère iritis, et ce n'est qu'après une iridectomie, et plus tard encore une iridotomie, que le malade en vint à lire un caractère
moyen. Il s'agit donc ici d'une polyurie avec légère augmentation
des phosphates, augmentation qui ne se trouve pas dans toutes les
analyses. Résultat de l'opération satisfaisant malgré l'iritis consécutive.

2° M. J. B., 21 ans, 6 analyses. Cataracte demi-molle des deux yeux.
Poids du corps, 59,2 kilos. Quantité de l'urine, 810-2,222. Mais le
malade assure avoir émis auparavant des quantités d'urine beaucoup
plus considérables. Poids sp., 1,015-1,023, PhO^5, 1,79-4,11. Cl.
Na 14,796. SO^3. 2,718. Urée, 30.44.

Résultat de l'extraction excellent sur les deux yeux. En résumé,
paralysie passagère, avec augmentation également passagère, mais
assez considérable des phosphates.

3° Mme V..., 42 ans. Cataracte corticale commençante des deux yeux. V. 16/c.c. Urines p. sp. 1,019, acides, légèrement bilieuses, avec dépôt muco-uraté, sans sucre ni albumine, assez riches en phosphates terreux (5 gr par litre). Cette malade ne sera probablement opérable que dans un an.

4° H..., jeune fille de 12 ans. Cataracte demi-molle des deux yeux. Poids du corps, 27,3. Quantité de l'urine ? PhO^5, 1,198. Urée, 26,18. Acide urique, 0,03. Cl. Na, 10,176. Ni sucre, ni albumine.

L'extraction réussit parfaitement sur les deux yeux. Aucune augmentation des phosphates.

5° Mme Fr..., 40 ans. Cataracte demi-molle presque mûre à gauche, commençante. V. 6/c.c., à droite. Mère atteinte de cataracte à 40 ans. Urines très acides. Poids, sp. 1,004. PhO^5. 4,54. = 9.68 phosphates. Urée, 11.90.

6° *Syphilis*.

Cataracte double syphilitique.

Le Dr Franz Heller, de Vienne, raconte, in Wiener me dizin. Wochenschrift, 1877, p. 559, l'histoire suivante :

Le nommé J. G., 45 ans, d'une constitution robuste, contracte un chancre induré sur la couronne du gland et il est traité avec du protoiodure de mercure par un officier de santé. Après deux semaines de traitement, la plaie, légèrement cicatrisée, l'officier de santé le déclare guéri et le malade entreprend un voyage d'affaire, sans faire attention à l'induration qui avait encore le volume d'un haricot. De retour de son voyage, il se présente à son médecin avec une roséole syphilitique des plus nettes. L'officier de santé croyant que l'éruption s'est faite à la suite du traitement mercuriel, présente le malade à l'auteur de cette observation, et lui demande son avis. Le Dr Heller lui conseille de continuer le traitement mercuriel sous forme de protoiodure. Seulement, l'officier de santé craignant toujours que l'éruption ne fût due au mercure, prescrivit ce médicament à très petite dose.

Quelques jours après, le malade se plaint de fortes douleurs dans l'œil droit, que le médecin (officier de santé) n'attribua pas à la maladie constitutionnelle. Mais comme ces douleurs augmentaient toujours, le malade s'adressa au Dr F. Heller pour le soigner. A ce moment, le Dr Heller constata une iritis du côté droit et la roséole, déjà mentionnée, en voie de disparition ; il ordonna au malade du protoiodure de mercure sous forme de pilules (1 grain par jour) et la pommade suivante :

Onguent napolitain. . . . . . . }
    —   aromatique . . . . . . } āā 1 drachme (1 gr. 75)

Sulfate d'atropine . . . . . . 1 grain (0 gr. 05 centig.)
pour frictions autour de l'œil malade.

L'inflammation ainsi que les douleurs diminuèrent bientôt ; mais après huit jours de traitement il s'est formé une cataracte. Le traitement est continué et même rendu plus énergique. Peu de temps après, e malade, contre l'avis de son médecin, fit un voyage d'affaire, mais en promettant de garder, le plus possible, la chambre à cause du froid de l'hiver. Mais une semaine à peine s'était écoulée que le Dr Heller reçoit les nouvelles de son malade qui lui annonçait l'apparition de la cataracte à l'œil gauche. Il y avait donc maintenant cataracte double d'origine spécifique. Le traitement mercuriel fut repris plus énergiquement, et après six semaines toute trace de syphilis avait disparu, le malade voyait très bien. Cinq ans après, le malade se présenta de nouveau à son médecin, mais cette fois pour une autre maladie ; de la syphilis il n'était plus question.

2° Peruzzi (*in Raccogl. di Fano*, 1856) cite un cas de cataracte capsulaire chez un individu atteint de syphilis et dépendant vraisemblablement d'une iritis syphilitique, guéri par un traitement mercuriel.

3° Romiée, de Liége (*loc. cit.*). J. H..., 37 ans, vient me consulter en septembre 1875. Il y a un an, il a pris un chancre, il a présenté une éruption spécifique et n'a suivi qu'un traitement de courte durée. Il est d'une constitution robuste, il est pâle et se sent faible depuis qu'il a gagné son ulcération vénérienne ; en 1870, il a été atteint d'une variole grave dont il porte les traces. Depuis près d'un an, sa vue a été en s'affaiblissant. A l'œil droit existe une irido-choroïdite syphilitique et à l'œil gauche une cataracte pointillée. Lorsque les synéchies postérieures ont été rompues, j'ai constaté la présence de points opaques nombreux dans le cristallin, droit.

Six mois plus tard, l'irido-choroïdite était complètement guérie la santé générale s'était favorablement modifiée, et la cataracte, au même degré aux deux yeux, n'avait guère avancé.

7° *Affections cutanées.*

Rothmund (*in Arch. f. O.* XIV, I, p. 159) décrit un cas de cataracte par suite d'une affection chronique de la peau, chez des enfants de trois familles, dans trois villages différents d'une vallée dans le Voralberg. Cette affection, qui jusque-là n'a pas encore été décrite, consiste dans une dégénérescence graisseuse de la couche réticulaire de Malpighi et du corps papillaire avec atrophie de ce dernier et amincissement de l'épiderme correspondant. L'affection se montre surtout sur les joues, le menton, l'hélix et la partie postérieure de l'oreille ; le front et le dos du nez étaient moins affectés, ainsi que la face postérieure des extrémités supérieures, de l'acromion jusqu'au dos de la main, et la face antérieure du bras l'était encore moins. Les extrémités inférieures étaient affectées de la face antérieure du grand trochanter jusqu'aux orteils ; la face postérieure des extrémités l'était moins. Les parties affectées étaient comme marbrées. Le cou, le tronc, les organes génitaux, le cuir chevelu, certaines parties du visage et les extrémités du côté de la flexion, dont la peau très tenue et molle, étaient sains. Cette affection se montrait, chez les enfants qui en étaient atteints, toujours à l'âge de trois à six mois, et la cataracte double se manifestait entre trois et six ans. Les parents de ces enfants se portaient très bien, et on ne trouvait rien de pareil ou d'une autre affection chronique chez eux. Ces trois familles avaient ensemble quatorze enfants dont sept étaient atteints de cette maladie et dont cinq, âgés entre 2 et 5 ans révolus, avaient déjà la cataracte.

Rothmund croit que la cataracte, dans ces cas, est congénitale, se développant chez l'un plutôt que chez l'autre, mais elle a la même origine que cette affection cutanée, puisque, dit-il, le cristallin n'est qu'un produit de la peau par invagination. De là la connexion entre la peau et le cristallin.

Benedikt (*in Abh. a. d. Gebiete der Augenhlk*, Breslau, 1842
p. 5) cite un cas chez une femme, âgée de 74 ans, qui s'est fai
couper la plique polonaise dont elle souffrait, et peu de temps aprè
il se déclarait chez elle une cataracte complète à un œil et une com
mençante à l'autre. Mais Benedikt, aussi bien que Hasner qui le
cite, disent que ces cataractes ont probablement leur cause dans la
sénilité.

8° *Diathèse cancéreuse.*

Benedikt (loc. cit. Breslau, 1842, p. 37) dit catégoriquement que
la diathèse cancéreuse engendre la cataracte et un cancéreux non
cataracté est une exception, et ces exceptions existent surtout
lorsque la tumeur cancéreuse est éloignée de la tête, quoique
le cancer de l'utérus des testicules, du rectum soit presque toujours accompagné d'un commencement de cataracte. Mais, selon
Benedikt, on peut affirmer que, en général, dans le cas où le siège
de la tumeur est près de la tête, sur les lèvres, le larynx, les
paupières, etc., etc., la cataracte ne peut pas manquer.

Mais Hasner (de Prague) objecte qu'il a soigné au moins 300 cancéreux et il n'a trouvé que chez trois la cataracte. Il a eu beaucoup
de malades, dont le cancer avait son siège presque toujours sur la
figure, et aucun ne montrait un trouble cristallinien. Dans un de ces
trois cas de cancer avec cataracte, le siège de la tumeure était sur
le nez, et pour la rareté nous donnons ici l'observation de Hasner.

C. W..., 50 ans, célibataire, entre à l'hôpital Filial de Prague le
1er octobre 1850. Taille moyenne, chauve ; le peu de cheveux qui lui
reste est noir. Cocher depuis son enfance à la campagne, santé toujours bonne. Dans sa 36° année, à l'aile gauche de son nez une petite
tumeur dure, qui bientôt commença à gonfler, mais d'une manière
lente, peu douloureuse. A l'âge de 44 ans à peu près, l'acuité visuelle
de l'œil droit commença à diminuer, mais encore lentement. En 1848,
le malade alla demander secours à l'hôpital de Prague et pour
son nez dont la tumeur avait considérablement augmenté et pour
son œil. On lui fit l'opération de l'œil cataracté avec succès, et
puis il quitta l'hôpital, où il entra de nouveau en 1850 pour son

nez. La tumeur cancéreuse s'étendait alors de la racine du nez jusqu'au milieu de la lèvre supérieure et de l'aile droite jusqu'à 4 lignes de l'aile gauche s'étendant sur la joue. A gauche elle montait jusqu'à la paupière inférieure, dont la partie interne y comprise la conjonctive était détruite. Les bords de la tumeur étaient déchiquetés, durs, boursoufflés, la base couleur de chair, rugueuse, couverte d'une épaisse couche de pus jaune ; au milieu de la masse cancéreuse, la cloison était encore reconnaissable, la mâchoire supérieure gauche et l'os malaire étaient boursoufflés par un ostéo-sarcome ; l'orbite gauche paraissait rétrécie précisément à cause du boursoufflement de son bord inférieur. Mais l'œil était normal dans ses mouvements, son acuité visuelle intacte ; mais l'iris droit était tremblotant, la pupille était irrégulière, et son bord interne adhérait par des filaments d'exsudats à un rudiment capsulaire blanchâtre (cataracte secondaire); aux parties externe et inférieure il y avait perception de lumière et le malade reconnaît avec cet œil le millésime de la monnaie.

Hasner se demande pourquoi l'œil gauche n'a pas été atteint par la diathèse cancéreuse , et l'œil droit lui-même n'est devenu cataracté qu'après que le malade avait déjà depuis huit ans son cancer? Il est donc porté à attribuer cette cataracte à la sénilité et au marasme. Hasner cite à l'appui de cette opinion le cas d'un homme âgé de 70 ans, et qui se trouva alors, pour un cancer, à l'hospice des vieillards de Prague. Il souffrait depuis deux ans d'un cancer de la face. Le nez était déjà détruit, les paupières des deux yeux étaient déjà atteintes ; pourtant pas de cataracte, son acuité visuelle était intacte, ce qui est plus étonnant, vu l'âge avancé du malade et l'état cachectique dans lequel il se trouvait. Mais il conclut que s'il y a cataracte en même temps que cancer, les causes sont bien différentes, et partout où la cataracte s'est montrée chez un cancéreux, c'est à la dégénérescence sénile qu'on en doit, selon lui, rapporter la cause.

9º *Pertes sanguines. Suppurations.*

Romiée, de Liége (loc. cit.).

1º Mlle E..., 30 ans, est d'un tempérament très lymphatique. Depuis de nombreuses années déjà elle accuse une menstruation très irrégulière, et continuellement elle est affectée de flueurs blanches abondantes. Il y a plusieurs années qu'elle s'aperçoit de l'affaiblissement de sa vue. Chaque œil présente une cataracte pointillée.

2º Mme A..., 42 ans, a un oncle paternel atteint de cataracte. Il y a deux ans cette dame a subi, à la suite d'une fausse couche, de grandes pertes de sang ; elle en a été gravement malade, au point même de garder le lit pendant plusieurs mois. Sa vue, excellente avant cette maladie, a été depuis en s'affaiblissant. Il existe un pointillé à la périphérie des deux cristalins, quelques points opaques sont répandus dans le reste des lentilles.

3º Mme C..., 35 ans, a été atteinte, en juin 1874, d'un abcès de l'aisselle, abcès qui produisait des quantités considérables de pus et qui a duré plus de trois mois parce que la malade, contrairement aux recommandations de son médecin, travaillait beaucoup. Depuis quelques mois elle a la vue faible, et je constate (juin 1875) l'existence de deux cataractes ponctuées.

4º R. N..., 26 ans, ouvrier mineur, vient me consulter en septembre 1872, pour sa vue qui faiblit depuis plusieurs mois. A la suite d'un accident survenu, il y a environ un an (déchirure de l'urèthre), ce jeune homme a été atteint d'un grand nombre d'abcès urineux. Sa santé générale laisse beaucoup à désirer. Il tousse souvent et a l'aspect d'un tuberculeux. Il est porteur de deux cataractes : celle de l'œil droit est ponctuée, celle de l'œil gauche est plus avancée. La rétine, qui peut être explorée à droite, est indemne de toute lésion. A la fin d'octobre, la cataracte gauche est presque complète ; à l'œil droit elle avance rapidement.

La phthisie a emporté le malade quelques mois après.

10° *Typhus*.

Hasner (loc. cit.) cite le cas suivant :

St. M..., 29 ans, journalier. Parents bien portants, taille petite, mais forte et robuste, très musclé ; le malade avait une certaine réputation à cause de sa force corporelle. Il souffrait depuis son enfance de la teigne, qui n'a pas été complètement guérie. Chauve sur le vertex, il a des cheveux noirs, épais, courts et frisés sur les autres parties de la tête, qui sont couvertes de squames de teigne. Jusqu'à l'âge de 24 ans il se portait très bien, il n'avait aucune maladie ; mais à cet âge-là il a eu le typhus, et dans la convalescence déjà l'acuité visuelle devenait faible et diminuait constamment, de sorte qu'à l'âge de 25 ans il était presque aveugle : il percevait seulement la lumière. A l'âge de 26 ans, un violent coup de pierre, lancée de loin, l'ateignit dans la région de l'orbite gauche. (Le malade ne pouvait, lors de son entrée à l'hôpital, préciser l'endroit qui a été blessé.) Il éprouvait par suite de ce traumatisme de la douleur, et la région était enflammée. La perception lumineuse qui existait encore avant le traumatisme disparaissait tout à fait sans jamais revenir. Trois ans après, savoir le 4 novembre 1849, il entra dans le service de M. Hasner. L'œil gauche : amaurose, dégénérescence calcaire du cristallin ; paralysie de l'iris. L'œil droit : cataracte molle avec perception de lumière ; mobilité de l'iris intacte.

Opération : discision et plus tard extraction du cristallin de l'œil droit. La plaie guérissait très bien ; l'iris conserva sa mobilité ; le fond de l'œil était sain, mais la vue ne s'améliora pas. Le malade pouvait seulement distinguer entre jour et nuit. Amblyopie à tout degré sur cet œil.

L'auteur se demande quelle a été la cause dans cette cataracte double avec amaurose de l'œil gauche ? Est-ce l'affection du cuir chevelu ? Est-ce le typhus ou le traumatisme ? Car il n'est pas certain que la cataracte se soit déjà développée après le typhus ou bien qu'elle était la suite de l'amblyopie ?

Pour nous, la cataracte est due au typhus, puisque l'au_
teur lui-même dit dans l'observation que le malade était
déjà aveugle avant d'avoir reçu le coup de pierre, et si
c'était l'amblyopie qui a précédé la cataracte, pourquoi
l'œil droit avait-il un fond parfaitement sain, tandis que
l'œil gauche qui précisément a été blessé était amaurotique?
Mais alors pourquoi la vue de l'œil droit ne s'améliora-
t-elle point après l'opération? On pourrait dire que la lésion du nerf optique gauche s'est propagée jusqu'au chiasma
sans avoir encore atteint le nerf optique droit.

11° *Fièvre typhoïde*.

Observation de cataracte consécutive à la fièvre typhoïde, que M. le
professeur Trélat a publiée dans la Gazette des hôpitaux, 1879, p. 417.

C'est une grande et robuste paysanne de 25 ans qui nous est en-
voyée de l'Orne. Elle est arrivée à l'hôpital, atteinte de cécité
complète, portant une cataracte double. L'œil droit a été opéré
avec succès il y a 15 jours; aujourd'hui je vais extraire la cataracte
du côté gauche. Il s'agit ici d'une cataracte ayant une teinte
blanc-bleuâtre, nacrée, ce qui caractérise les cataractes occupant
les couches cortico-superficielles du cristallin. Rien d'anormal
dans le champs visuel et la perception lumineuse.

A quoi tient donc cette cataracte? Cette jeune fille n'est pas
scrofuleuse. Le problème devient encore beaucoup plus intéressant par cela qu'il y a quatre ans, le professeur Trélat a reçu dans
la salle Sainte-Rose la sœur aînée de cette malade (en question)
également âgée, à cette époque, de 25 ans et également atteinte
de cataracte double. Elle a été opérée avec succès. Voilà donc
deux sœurs qui, au même âge, à 25 ans, ont été atteintes de cataracte de même nature.

Est-ce un pur hasard, est-ce l'influence d'une prédisposition
héréditaire particulière? Est-ce l'effet d'une influence identique

analogue à la vieillesse par exemple, où les malades n'ont pas besoin d'être frères ou sœurs pour avoir des cataractes? Nous avons examiné les fonctions de nutrition chez notre malade, Nous n'avons trouvé ni albuminurie, ni glycosurie, ni phosphaturie.

Les cataractes des jeunes gens sont des cataractes congénitales (partielles ou totales) ou des cataractes par propagation d'accidents inflammatoire (kératites, irido-chroroïdites, ou consécutives à la rougeole et quelquefois à la variole), ou des cataractes traumatiques. Or, cette jeune fille n'était absolument dans aucune de ces conditions. Voici le fait intéressant que nous avons relevé : cette fille a eu la fièvre thyphoïde il y a deux ans et demi, et c'est quelques mois après qu'elle a commencé à s'apercevoir que sa vue diminuait rapidement et les cataractes se développaient.

Sa sœur aussi, opérée à l'âge de 24 ans et demi, avait aussi eu la fièvre typhoïde deux ans auparavant et avait de même vu se développer la cataracte dans les trois mois qui suivirent la fièvre typhoïde. Elle avait de même des cataractes demi-molles et cortico-centrales.

2° Romiée de Liège (*loc. cit*).

Mlle A..., 27 ans, a parcouru en 1872 une fièvre typhoïde grave; depuis lors (nous sommes en décembre 1874) elle a remarqué que sa vue, excellente avant sa maladie, diminuait insensiblement. Sa santé générale n'est pas parfaite : ainsi elle est chlorotique à un degré prononcé. Cataracte ponctuée aux deux yeux.

M. D..., 23 ans, a été exempté du service militaire pour affection du nerf optique. Il a fait une fièvre muqueuse grave, il y a sept ou huit ans, et c'est à la suite de cette affection que sa vue est devenue faible. Le traitement qu'on lui a fait subir (séton à la nuque, dérivatifs multipliés, etc., etc.) n'a pas empêché la vue d'aller toujours en diminuant. A travers un diaphragme percé d'un trou, il lit le caractère 1 1/2 de l'échelle typographique de Snellen. L'éclairage oblique révèle deux cataractes pointillées au même degré. Le fond de l'œil est tout à fait sain.

12° *Variole.*

1° Observation que notre maître M. le professeur Panas a bien voulu mettre à notre disposition :

La nommée B... (Mathilde), âgée de 30 ans, domestique, est entrée dans son service à l'Hôtel-Dieu, salle Sainte-Agnès, lit n° 21, le 16 août 1880, pour une cataracte double, étoilée du côté droit. Cette femme, très vigoureuse, a toujours joui d'une excellente santé ; son père et sa mère âgés de 60 à 70 ans ont également toujours été bien portants et possèdent encore une vue excellente ; elle a un frère et une sœur plus jeunes qu'elle, et ils ne présentent non plus aucune altération de la vision.

Jamais cette femme n'a eu de manifestations de scrofule infantile, de syphilis, de rhumatisme, ni d'aucune autre diathèse. Sa dentition est régulière, les dents sont très développées.

La menstruation établie à 11 ans 1/2 a toujours été régulière depuis.

Au mois de février de cette année, elle a contracté une variole qui l'a condamnée à rester au lit durant trente à quarante jours environ. Elle avait été vaccinée il y a sept ans, et la variole n'a laissé de cicatrices très appréciables sur aucune partie du corps. Néanmoins elle nous rapporte que sa figure se tuméfia et que les yeux furent fermés durant dix à quinze jours. D'après le témoignage du médecin qui lui a donné des soins durant cette maladie, elle a eu beaucoup de délire et un peu d'œdème, durant quelques jours.

Jouissant auparavant d'une très bonne vue elle fut très surprise au moment où elle ouvrit les yeux pour la première fois de s'apercevoir que sa vision avait baissé surtout du côté gauche.

Son médecin constata à ce moment une double cataracte et au mois d'avril, sur ses conseils, elle entra à l'hôpital de la Charité, où elle fut opérée du côté gauche par M. le professeur Trélat. Il pratiqua l'extraction de la cataracte avec large iridectomie supérieure. Les suites furent très bonnes.

Elle est entrée à la Clinique, le 16 août, et à son entrée on constatait l'état suivant : La cornée et la conjonctive des deux yeux sont saines et ne présentent aucune trace de pustules varioliques.

L'œil gauche opéré au mois d'avril présente une pupille largement dilatée, très noire, à la partie inférieure de laquelle on voit une très mince membranule transversale. En éclairant le fond de l'œil on reconnaît d'abord que la choroïde est très pigmentée, la malade est en effet très brune. La papille présente une excavation physiologique normale, sa moitié interne paraît un peu plus blanche que l'autre.

Autour de la papille, le pigment paraît comme troublé et forme un petit cercle brunâtre très mince, comme s'il y avait eu, à une époque assez récente, une légère péripapillite. Les vaisseaux paraissent petits. Néanmoins la choroïde et la rétine ne présentent aucune lésion notable.

Le champ visuel est normal. La perception des couleurs est très étendue, le bleu paraît moins étendu que le rouge et surtout que le vert. Acuité visuelle assez bonne; le malade lit à 2 mètres ce qui devrait être lu à 6 mètres. L'acuité visuelle sans correction est de 1/3; le verre correcteur est le n° 8 +. Pour les objets rapprochés elle est égale à 1/4 moyennant correction avec une lentille biconvexe de 3 dioptries. Tonus de l'œil normal.

L'œil droit présente une cataracte étoilée à cinq branches des plus remarquables. Cette étoile est recouverte par des couches corticales, transparentes, ce qui donne au cristallin l'aspect d'un presse-papier excavé. L'éclairage latéral ou au miroir permet de voir que cette étoile est formée de cinq branches opaques dont les axes blancs crayeux se réunissent au centre et séparent des secteurs plus transparents indiquant que le noyau est plus clair à sa partie centrale. Du sommet des branches on voit partir des prolongements opaques linéaires et très déliés allant vers la périphérie. L'éclairage latéral permet encore de voir que les couches corticales postérieures s'opacifient à leur tour formant une cataracte corticale postérieure.

L'œil ne présente aucune autre lésion. T. normal = 1/5.

Le champ visuel est presque aussi étendu que du côté gauche et peut être pris à la craie. Le sens chromatique est très étendu aussi, et présente la même disposition que du côté gauche.

Acuité visuelle bonne = 1/18.

La malade n'a jamais souffert dans les yeux, elle n'a pas eu de névralgie, de sensations lumineuses subjectives; enfin aucun signe qui puisse indiquer une altération des membranes.

Les veines ciliaires antérieures ne sont pas dilatées. L'iris est très mobile, la pupille facilement dilatable. Les urines de quantité normale ne présentent ni albumine ni sucre.

Depuis son entrée dans le service, l'état de la vision n'a pas changé; la cataracte dans sa partie étoilée est restée tout à fait stationnaire, mais les couches corticales postérieures sont bien plus opaques et empêchent complètement de voir le fond de l'œil.

L'opération a été faite le 19 novembre 1880. Extraction facile du cristallin cataracté. Il est compact dans toute son étendue, et toutes les parties transparentes sauf l'étoile sont dures, bien qu'elles aient conservé leur transparence normale.

2° Observation de Romiée, de Liège (loc. cit.) :

Mlle Ch. J..., 11 ans, présente deux cataractes pointillées (juillet 1876). A l'âge de 6 ans, elle a été atteinte d'une variole grave.

13° *Ergotisme.*

Le Dr Ignaz Meier, de Kronstadt (Transylvanie), raconte (in Arch. f. Ophth., 1882, p. 120) ce qui suit :

C'était en 1857, l'année était excessivement humide et favorisait ainsi le développement de l'ergot. La population de ces contrées (Transylvanie), en grande majorité roumaine, ignorante et pauvre, mangeait de ce blé ergoté. Il se développait bientôt à la suite de ce manque d'hygiène beaucoup de maladies, dont un grand nombre avec issue funeste. Ce qui nous intéresse ici, c'est le développement de la cataracte parmi ces maladies, dues à l'intoxication par l'ergot. Et c'est seulement l'année suivante, 1858, alors que l'ergotisme est devenue chronique, que 23 malades se présentaient à moi avec la cataracte. De ces 23 individus 15 appartenaient au sexe féminin et 8 au sexe masculin. 3 étaient entre 10 et 20 ans, 7 entre 20 et 30 ans, 3 entre 50 et 60 ans.

Ullmann. 7

La maladie antérieure (raphanie des Allemands) avait une durée variant de six semaines à trois mois. Le symptôme principal en était les convulsions. Dans 15 cas, même après guérison, il restait un fort mal de tête pendant des mois et même jusqu'à un an. Dans quelques cas ces douleurs de tête étaient accompagnées d'étourdissements, de bourdonnements d'oreille. Et c'est après que ces douleurs céphaliques eurent disparu et dans quelques cas mêmes pendant qu'elles existaient encore, que la cécité par la cataracte se manifesta, d'abord sur un seul œil et bientôt après sur les deux. La cataracte se développait lentement, et dans les 23 cas elle fut double; c'était toujours une cataracte lenticulaire et de consistance molle dans 12 cas, dure dans 2, et demi-molle dans 9 cas. Pas de complications et les opérations ont parfaitement réussi.

L'auteur de cette notice croit que la cataracte dans ces cas s'est développée par suite des troubles dans les systèmes vasculaire e nerveux que l'ergot de seigle y a produits, et à la suite de ces troubles la nutrition du cristallin a subi un véritable arrêt ; ou bien qu'elle est la conséquence des convulsions ergotiques, qui se sont manifestées dans les muscles de l'œil, ce qui peut amener un trouble dans la nutrition du cristallin, comme cela s'est vu chez les enfants qui ont eu dans le voisinage de la région orbitaire des convulsions suivies de cataracte.

14° *Hérédité*.

1° *Klamroth* (in Inaugural Dissertation, Greifswald, 1877) cite 5 cas de cataractes survenues chez cinq personnes; les frères Joachim et Johann B..., tuiliers tous les deux, chez qui la cataracte s'est développée en même temps à l'âge de 29 ans. Leur père avait une cataracte, trois jeunes filles, sœurs, dont l'âge n'est point indiqué, furent atteintes l'une après l'autre de la cataracte. Dans ce cas on n'a pas pu savoir si leur parents souffraient de la même affection. Le frère de ces trois dames était atteint de la même maladie, mais il mourut avant qu'on eût pu faire l'opération.

2° *Hirschberg* (in Zeitschrift. für pr. Medizin, 31, 1874) cite le cas suivant. Un homme fut opéré avec succès à l'âge de 30 ans de la cataracte. Ses quatre enfants, trois filles et un fils, ont eu la même affection, tous à l'âge de 28 ans. L'enfant de la plus jeune des trois filles a une cataracte zonulaire congénitale. Les opérations chez eux ont complètement réussi.

3° *Streatfield* (in Ophtalm. Reports, April 1858) cite un cas où parmi 8 enfants d'une jeune femme cataractée âgée de 33 ans, 5 ont la cataracte à l'âge de 3, 5, 9, 11, 16 ans, tandis que le père se porte très bien.

Il a eu l'occasion de voir, le 13 février 1858, une famille du nom de Forman, dans laquelle la mère et cinq de ses enfants étaient affectés de cataracte. Chez aucun d'eux la maladie n'était congénitale. Elle avait été aperçue chez la mère, lorsqu'elle n'avait qu'un an et demi; chez ses enfants, à des époques diverses, mais avec cette particularité qu'elle était survenue plus tard chez les aînés.

4° J'ai pu, dit le Dr Maunoir dans sa thèse, Paris, 1833. « Essai sur quelques points de l'histoire de la cataracte, » j'ai pu, à l'occasion de l'hérédité, constater le [fait assez curieux d'une femme dont le grand-père, un oncle, deux tantes, deux cousines (tous du côté paternel), avaient eu la cataracte et avaient été opérés. Elle-même, à l'âge de 30 ans, avait été atteinte de la même maladie ; enfin de quatre enfants qu'elle avait eus, l'un était venu au monde avec une cataracte; et, chose remarquable, ni son père, ni sa mère, ni ses sœurs, n'avaient jamais rien présenté de pareil.

M. Roux, dit une note de la même thèse, a opéré de la cataracte trois frères, âgés de 30 à 40 ans, nés en Angleterre. Leur père et leur grand-père avaient eu la même maladie, et ils avaient un frère beaucoup plus jeune qu'eux, déjà atteint de cataracte.

Janin, dans ses observations sur l'œil, raconte qu'il connaissait une famille où six personnes étaient cataractées. Richter, Dupuytren, Sanson, ont constaté un grand nombre de faits tendant à prouver cette influence. Pour Mackenzie et Desmarres, cette influence ne fait l'objet d'un doute. Carron du Villards dit avoir opéré la mère, le fils et le petit-fils.

5° M. Bastard dans sa thèse de Montpellier, 1850, cite un exemple des plus authentiques d'hérédité de la cataracte. Dans une famille dont le tableau généalogique est présenté par l'auteur, du bisaïeul aux arrière-petits-enfants, 15 sujets ont été atteints de la cataracte.

6° Le Dr Caussade, dans sa thèse de Montpellier, 1859, dit avoir vu à l'hôpital Saint-André de Bordeaux, dans le service de M. Dénucé, une femme de 57 ans, habitant les bords du bassin d'Arcachon, affectée de cataracte double. La sœur, âgée de 62 ans, avait elle-même une cataracte de l'œil droit depuis l'âge de cinquante et un ans. Leur mère et leur grand' mère avaient eu la même maladie à partir de la cinquantième année, et, selon leur expression, une mauvaise vue était l'apanage de tous les membres de leur famille arrivés à un âge avancé.

Sénilité. — Hygiène. — Climat.

Lorsqu'il existe un défaut de nutrition tel qu'il entraîne une sénilité prématurée ou le marasme, il peut se former une cataracte. Et lorsque celle-ci est encore peu avancée, une maladie grave quelconque suffit à la rendre complète. Dans ce cas la cataracte est due à un très mauvais état général. Mais des accidents graves peuvent agir de la même manière. Ainsi le professeur Fœrster (in Graefe et Sæmisch), cite le cas d'un vieillard qui portait une cataracte légère, stationnaire depuis des années, et chez lequel l'opacité cristallinienne augmenta rapidement après une fracture de jambe qui l'avait beaucoup affaibli. Il en est de même lorsqu'on abuse des eaux thermales, telles que celles de Karlsbad. Les eaux produisent une sorte de cachexie qui hâte le développement de la cataracte, lorsque celle-ci est à son début.

Hasner est du même avis, et il cite (Viertelj. Prague, 1851) à ce propos deux cas de cataracte chez un homme âgé de 70 ans et une femme âgée de 67 ans, tous les deux cata-

ractés. Ils sont entrés en 1849 à l'hôpital de Prague pour
se faire opérer, mais tous les deux sont morts du choléra
qui sévissait alors, avant qu'on ait pu faire l'extraction du
cristallin. A l'autopsie on n'a trouvé aucune autre cause
pour la cataracte que le marasme et la sénilité.

Jabez Hogg (in Lancet, 1872, II, p. 708, et in Med. Press
and Circul., 1872) voit une coïncidence entre le rétrécissement uréthral et l'hypertrophie de la prostate d'un côté
et la formation de la cataracte de l'autre. De 56 personnes
qui, durant leur vie, ont souffert des maladies citées, il
trouva après leur mort des cataractes dans 17 cas. L'auteur lui-même fait remarquer qu'il y avait en outre des
indices d'une sénilité précoce, de sorte que la formation de
la cataracte n'est que le résultat de la sénilité précoce et
non pas du rétrécissement et de l'hypertrophie. J. Hogg
est d'avis que les sels des urines en stagnation se préci-
pitent, de même que dans les autres parties du corps, aussi
dans le cristallin, et y occcasionnent la cataracte.

Selon lui, des améliorations de la vue se sont produites
dans plusieurs cas où l'intervention chirurgicale dans le
rétrécissement s'est faite à temps.

Tartra (thèse de Paris, 1812) dit : « Poincelot a établi,
dans un mémoire, que les fourrages et les eaux de mauvaise qualité disposaient les animaux à cette maladie (cataracte), et qu'on pouvait même la prévenir par des soins
hygiéniques. Mon confrère, M. le D' Fournier, a remarqué
que dans les pays élevés qui n'ont point de pâturages, les
chevaux sont nourris de vesces et de lentilles, tiges et
graines : ceux qu'on y élève sont sujets à des ophthalmies et
à devenir aveugles aux âges de 4 et de 7 ans. Chez un grand
nombre la cornée redevient transparente et il leur reste des
cataractes, la plupart blanches, dont le siège paraît être la

convexité antérieure de la capsule du cristallin. On a remarqué aussi que c'est dans les pays froids et humides qu'on rencontre le plus grand nombre de chevaux cataractés. Les auteurs qui se sont occupés de médecine vétérinaire sont d'accord à ce sujet. »

Mignot (Cannstadt, 1864, III, 126) attribue la fréquence de la cataracte dans la Champagne aux eaux fortement sulfatées-calciques de la rivière (Dhuis).

Tartra (loc. cit.) dit que le chirurgien Weidmann, de Mayence, lui a communiqué l'observation d'une cataracte développée subitement chez un homme qui sortait d'un repas où il s'était enivré.

Le Dr Caussade (Thèse de Montp., 1859) dit que d'après Sœmmering, la cataracte est plus fréquente dans les pays où le vin est à bon marché et à la portée des basses classes. Pour Beer ce sont les vins vieux et acides qui agissent principalement. Tiedemann assure l'avoir vue survenir très rapidement chez les individus qui ont l'habitude de se trouver fréquemment en état d'ivresse.

La Bibliothèque germanique, t. IV, rapporte que l'un des accusateurs du célèbre Desault ayant appris qu'on lui avait rendu la liberté, entra dans un violent accès de colère. A l'instant un de ses yeux perdit la faculté de voir, et le lendemain on remarqua que cet œil était cataracté.

Quant à l'influence du climat, profession, etc., Petit (de Lyon), dit avoir observé que sur plus de trois cents malades cataractés, les trois quarts étaient cultivateurs; l'habitude de travailler au soleil, la tête baissée, l'œil fixé sur un terrain fortement éclairé, lui en a paru la cause la plus probable.

Rognetta (in Traité d'ophth.) avance que l'opacité cristallinienne est plus fréquente dans le nord que dans les pays méridionaux, Velpeau et Schindler partagent cette idée. Gleize, Dudreac et Juncken sont du même avis. Rigler et Furnari disent que la cataracte est rare en Orient et au midi de l'Europe. Ce dernier, dans un mémoire qu'il a adressé au mois de mars 1845 à l'Académie des sciences, tire les conclusions suivantes :

1º Contrairement à l'idée émise jusqu'à ce jour, nous croyons que l'action prolongée d'un soleil ardent et la réverbération de ses rayons sur des terrains brûlants et sablonneux n'a aucune influence directe sur l'appareil du cristallin.

2º Les cas rares de cataracte qu'on observe dans les pays chauds, et qu'on attribue à l'action directe d'une lumière trop vive, ne sont dus qu'aux altérations consécutives des parties réfringentes de l'œil par suite d'ophthalmies intenses négligées et opiniâtres.

3º La fréquence de la cataracte dans les pays froids est due plutôt aux habitudes et à la manière de vivre des populations pendant l'hiver sous des cabanes ou sous des tentes remplies de fumée, qu'à l'influence du climat et à l'action directe d'une vive lumière. Ainsi nous croyons que l'usage des boissons alcooliques, l'âge, les ·lésions traumatiques, l'exercice des professions libérales ou mécaniques qui prédisposent aux congestions cérébrales, et qui forcent les individus à travailler sur des petits objets, à la lumière artificielle ou devant un feu ardent, sont les causes principales et directes de la cataracte.

M. Desmarres, au contraire, se fondant sur une statistique de 952 malades, conclut que la cataracte ne frappe pas davantage l'homme qui fatigue ses yeux à regarder de petits objets, que l'individu vivant en pleine campagne, et qu'en conséquence la cause de la maladie n'est pas dans la profession.

D'après Michel Lévy (in Traité d'hygiène, etc., I, 509) les Lapons seraient très sujets à la cataracte par suite de la réverbération solaire à la surface des neiges.

Le professeur Adamück, de Kazan (Russie), dans un travail statistique sur les maladies des yeux, publié in Archiv f. Angenhlk., dit avoir remarqué que chez les Tartares les cataractes séniles se déclarent à un âge moins avancé que chez les autres peuples. Il a observé, en outre, que le plus grand nombre des cataractés sont des personnes exposées soit à une vive lumière, soit à une forte chaleur, comme, par exemple, les cuisiniers, les fondeurs, etc. La race mongole fournit le plus petit nombre de cataractés; ce que l'auteur explique par la conformation toute particulière de leurs paupières, garantissant mieux l'œil contre les agents extérieurs.

Mackenzie et Adams disent que la cataracte est commune dans le royaume de Naples et Sicile et dans les deux Indes à cause des volcans.

B. ÉTAT LOCAL.

16° *Pleurs prolongés*.

La Gazette médicale de Paris, 1842, p. 667, rapporte d'après la Dublin med. Press l'observation suivante : Formation subite de la cataracte dans les deux yeux, par M. Martin.

Mary Grant, âgée de 35 ans, femme d'une constitution débilitée, avait passé plusieurs nuits auprès de sa mère infirme, criant et se désolant, lorsqu'enfin, vaincue par la fatigue, elle s'endormit au coin du feu. Lorsqu'elle se réveilla, au bout de quatre à cinq heures elle s'aperçut qu'il ne lui était plus possible de distinguer les objets ; seulement, lorsqu'il fit grand jour, elle parvint à voir le contour du volet de la croisée. Lorsqu'elle appela M. Martin, trois ou quatre jours après, celui-ci reconnut avec surprise que les deux cristallins étaient demi opaques et étoilés au centre, comme s'ils avaient été dissous par la macération. La malade se plaignait de céphalalgie frontale, de douleurs dans les mâchoires et les épaules, le pouls était à 80, la langue blanche, le ventre resserré. Un traitement composé d'amers, de pilules bleues et vésicatoires aux tempes, dissipa ces symptômes ; mais l'opacité des cristallins ne fit, au contraire, qu'augmenter, et aujourd'hui la malade ne peut plus distinguer les objets extérieurs, quoique la rétine soit parfaitement sensible à l'impression de la lumière. On ne peut pas, ajoute l'auteur, dire que la vue était déjà altérée depuis quelque temps ; car le matin même du jour où la cécité commença chez cette femme, je l'avais vue s'ocuper des soins du ménage sans accuser aucun trouble dans la vision.

Remarques de la *Gazette médicale*. « La cataracte, dit-elle, n'est très souvent qu'un effet de l'exercice trop actif de l'organe de la vision. Or, si nous considérons la constitution affaiblie de notre malade, l'application de la vue sans discontinuité pendant plusieurs jours et plusieurs nuits, la congestion entretenue dans le système vasculaire de l'orbite par l'action de pleurer, tout jusqu'à l'exposition prolongée à la lumière d'un foyer, servira, sinon à expliquer le phénomène, du moins à le faire considérer comme un peu moins surprenant qu'il le paraît de prime abord. »

Fabrice de Hilden rapporte l'observation d'une femme âgée de plus de 50 ans, qui ayant pleuré pendant plusieurs jours la perte d'une de ses parentes, devint aveugle en une nuit. Les deux yeux se sont cataractés sans douleur ni inflammation.

Maunoir (Thèse de Paris, 1833) dit qu'il a remarqué à la Charité une femme dont l'un de ses yeux était dejà cataracté, le second commença à s'affaiblir à la suite de pleurs prolongés ; mais un mois après la cécité n'avait pas fait de grands progrès, et à cette époque elle fut opérée.

17° *Rétinite pigmentaire.*

Dans les conférences cliniques d'ophthalmologie que notre maître, M. le professeur Panas a faites il y a quatre ans, et rédigées et publiées (in France médicale, 1877) par notre ami M. le Dr Amand Chevallereau, alors interne des hôpitaux, nous trouvons l'observation suivante, elle est la seconde dans l'ordre.

Joséphine H..., âgée de 20 ans, couturière. Pas d'antécédents particuliers, aucune affection antérieure L'*acuité visuelle* est excellente des deux côtés, la malade distingue les plus fins caractères d'imprimerie. Elle est couturière, travaille toute la journée et cependant sa vue ne se fatigue jamais, mais elle ne voit pas les personnes qui passent à côté d'elle et le soir elle ne peut sortir dans les rues mal éclairées ; sa vue, dit-elle, est la même depuis longtemps, l'acuité visuelle et l'héméralopie lui paraissent ne pas changer. Elle distingue bien les couleurs ; il n'y a rien de particulier de ce côté.

Champ visuel. Placée à 20 centimètres d'une feuille de papier appliquée sur le mur, elle voit, de l'œil gauche, à 6 centimètres du point de fixation à gauche, 9 à droite, 6 en haut, 5, 5 en bas. De l'œil droit à 5 centimètres à gauche, 9,5 à droite, 5,5 en haut et 5 en bas.

Il existe un *tonus* assez considérable des deux côtés, surtout à gauche. — A l'*éclairage oblique* on ne voit qu'un petit point d'opacité dans les deux cristallins.

Examen ophthalmoscopique. O. G. Hypermétropie légère. Gros corps flottant dans l'intérieur du corps vitré. Coloration rose de la papille ; les vaisseaux sont encore assez bien marqués. Les plaques de rétinite pigmentaire sont moins nombreuses et moins rapprochées de la papille que chez le frère. (Observ. précéd.)

O. D. On distingue le même aspect de la papille que du côté gauche, mais les plaques de pigment s'écartent moins de l'*ora serrata.*

Dans les explications que M. le professeur Panas y a ajouté nous trouvons le passage suivant : «Cette même malade présente desdeux côtés un petit noyau de cataracte polaire postérieure ; ce fait a été signalé par Van Frigt. Dans le cas actuel, il va à l'encontre de cette affirmation de de Wecker, d'après lequel, dans la rétinite pigmentaire, il n'y aurait pas de cataracte polaire avant l'âge de 30 ans.

18° *Cataracte sympathique.*

1° M. Càussade (*loc. cit.*) cite un cas de cataracte sympathique. Nous avons vu, dit-il, à la clinique de M. Dubois, un malade qui reçut un violent coup de corne de vache sur l'œil gauche; il y eut déchirure de l'iris, sans lésion de la cornée.

L'hypæhma, suite de la plaie iridienne, et l'inflammation disparurent sous l'influence du traitement judicieux employé par ce praticien.

Trois mois après ce traumatisme, ainsi que l'avait prévu M. Dubois, l'œil droit fut atteint sympathiquement et devint le siège d'une cataracte. M. Caussade en tire la conclusion que la violence n'a pas toujours besoin d'agir immédiatement sur l'œil qui deviendra malade.

2° Hasner (*loc. cit.*) cite l'observation suivante :

Un garçon âgé de 8 ans, blond, constitution faible mais bien portant, habitant la campagne, vint le 1er janvier 1846 dans mon service me consulter. Neuf mois auparavant il s'est blessé l'œil droit avec un couteau, et il est devenu aveugle de cet œil. Depuis trois semaines, il éprouve aussi une diminution de l'acuité visuelle dans l'œil gauche jusque-là sain, et c'est pourquoi son père l'amena à ma consultation. Je trouvai outre une cicatrice de la cornée, des synéchies antérieures, trouble lenticulaire, blanc grisâtre, uniforme de l'œil droit, ainsi qu'un commencement de cataracte de l'œil gauche qui jusque là se portait bien. L'enfant était bien portant; aucune influence nuisible n'a été faite sur l'œil gauche ; pas de trace d'inflammation ; donc il n'y a que la sympathie comme cause.

Le D'r Hasner lui a fixé un jour pour se faire opérer, mais le père avec son enfant ne sont plus revenus.

19° *Cataracte subite sans cause appréciable.*

Hirschberg (in. Klin Beobacht, 1874, page 40) cite un cas de cataracte à formation très rapide chez un jeune homme. Il y avait cinq jours qu'il s'apercevait de troubles visuels et déjà l'acuité était réduite à 1/100 (S 1/100); pas de sucre dans les urines. Pas de traumatisme ultérieur. L'opération qui a eu lieu dix-huit jours plus tard a pleinement réussi.

20° *Commotion.*

1° Le Dr Carron du Villard a vu, chez trois personnes sexagénaires, la catarate se développer très rapidement à la suite du choc d'un bouchon de bouteille ; au bout de peu de jours l'opacité était déjà sensible, elle devint complète dans le courant de l'année ; la vue se conserva intacte à l'œil qui n'avait pas été frappé. Il a vu le même accident arriver chez deux femmes de 25 à 30 ans, qui avaien reçu, l'une un coup de raquette, l'autre un coup de queue de billard. (Maunoir *loc., cit.*)

2° Chez un homme, la vue commença à baisser quelques mois après qu'il eût reçu un coup assez violent pour noircir la peau du pourtour de l'œil; mais la marche de cette cataracte fut lente.(*Id.*

3° Un homme reçut un éclat de bois sur l'un des yeux, qui resta rouge et douloureux pendant quatre à cinq jours, s'affaiblit dès ce moment, et au bout de trois ou quatre mois était déjà perdu. (*Id.*)

21° *Chaleur.*

Seely (in the Clinic, déc. 1874), cite un cas de cataracte à l'évolution rapide chez un garçon de 17 ans, d'une constitution robuste.

Au mois de mars il voyait encore aussi bien avec l'œil droit qu'avec l'œil gauche, et au mois de mai, c'est-à-dire deux mois après, la cataracte était complète et il ne voyait plus avec son œil droit. L'auteur croit que c'est la grande chaleur, à laquelle le garçon était exposé, qui en est la cause.

Ritter (in Monastblœtter f. Aügenheilkudenu VIII, p. 256-259).

L'auteur rapporte le cas d'une cataracte double, qui s'est formée en moins de sept jours, sans symptômes d'irritation des membranes externes ou internes de l'œil, sans altération de l'humeur aqueuse ni du corps vitré. Comme le malade exerce le métier de chauffeur, M. Ritter attribue l'opacité des deux cristallins à l'action d'une chaleur trop vive.

Le Dr Tartra dans sa thèse 1812, n° 183, dit :

Quant aux causes externes, elles sont encore douteuses ; ainsi les observations s'accordent à prouver que l'action vive et prolongée de la lumière, du feu, de la chaleur, est la cause la plus ordinaire de la cataracte. En effet, on a remarqué que les chiens accoutumés à tourner la broche finissaient presque tous par avoir les yeux cataractés.

22° *Foudre. — Lumière vive.*

Servais, in Recueil de mém. de méd., de chir. et de pharmacie milit. de Paris 1869, p. 229 et in Annal d'Ocul 1864 II. 185.

Le nommé Puthier, Jean, âgé de 29 ans, du département de la Charente, soldat du 25e de ligne, ayant déjà huit ans de service. Pas d'antécédents. Il est robuste, d'un tempérament bilioso-nerveux, très brun, de taille moyenne ; les yeux sont d'un beau marron foncé. Avant d'entrer au service il était cultivateur, il était toujours en bonne santé ; pas de syphilis. Ses parents, qui vivent encore, ainsi que ses frères et sœurs, sont tous bien portants. Aucun d'eux n'a eu de cataracte.

Dans la nuit du 22 au 23 avril 1862, de 2 à 4 heures, cet homme était en faction sur les remparts de Perpignan. Un orage violent venait de s'élever, lorsque tout à coup il se vit entouré d'un globe de flamme, et reçut une légère commotion générale qui l'étourdit un peu. Bientôt il ne ressentit plus rien ; ce léger étourdissement cessa : il n'éprouvait de douleurs dans aucun point du corps, et continua sa faction. Environ une heure après, on vint le relever ; alors seulement, rentrant au corps de garde, il s'aperçut qu'il distinguait mal la lumière, ainsi que les objets éclairés, et fit part de cette observation au sergent de poste, tout en lui racontant ce qui lui était arrivé. Quand vint le jour, il constata de nouveau l'affaiblissement de la vue de l'œil droit ; mais étant de ceux qui ne s'inquiètent guère de leur personne, il ne se plaignit pas, continua son service, et ne se présenta même pas à la visite.

Cet état dura un mois et demi, et l'on ne peut savoir le degré de sa maladie pendant cette durée que par les renseignements qu'il donne lui-même, renseignements qui se bornent à ceci : que pendant tout ce temps la vue de l'œil droit s'affaiblissait de jour en jour, mais qu'il n'éprouvait aucune douleur et que son œil n'a jamais été rouge. Quand enfin Puthier se présenta au médecin du corps, environ du 10 au 15 juin, celui-ci constata une cataracte toute formée et l'envoya à l'hôpital. Là on lui donna quelques collyres, mais au bout de huit jours, le malade demanda sa sortie et l'obtint facilement.

Arrivé au 25e de ligne à la fin du mois d'août, je vis ce malade pour la première fois. Je reconnus que l'œil droit était affecté d'une cataracte lenticulaire, demi dure. L'œil est du reste parfaitement sain, il n'y a aucune trace d'inflammation, l'iris n'est nullement affecté, la pupille a conservé ses mouvements. La sensibilité de la rétine est conservée, le malade distingue de l'œil droit le jour et la nuit ; dans une obscurité moyenne, il aperçoit vaguement les objets placés auprès de lui. En un mot, je n'ai constaté aucune trace d'amaurose chez lui. L'œil gauche n'a participé en rien à la maladie de l'œil droit ; la vue est très bonne de ce côté.

J'ai interrogé cet homme avec beaucoup de soin et à différentes reprises, variant la forme de mes questions ; je voulais bien m'assurer qu'aucune autre cause que l'éclat de la foudre n'avait pu produire la cataracte dont il est affecté. Je cherchais des causes traumatiques, des causes internes, et je n'en ai trouvé aucune. Il reste donc ce fait assez curieux d'une cataracte produite par l'influence du fluide électrique, cataracte à marche rapide, puisque dès les premiers jours qui ont suivi l'accident la vue était affaiblie, et que la cataracte, moins de deux mois après, était arrivée à son entier développement. Le malade n'ayant pas été vu par le médecin au début de son affection, on ne peut savoir exactement quel était l'état de l'œil à ce moment, ce qui est regrettable. Mais il est plus que probable que l'opacité du cristallin a commencé dès le premier jour, et que c'est à elle qu'était dû l'affaiblissement progressif de la vue, accusé par ce malade. Ce fait, en raison de sa rareté, m'a semblé digne d'intérêt. Le malade quitta le service avec un congé de réforme.

2° Le Dr Franz-Christian Faye, médecin militaire à Skien, raconte (in. Schmidt's Jahrb., 1836, suppl. I, p. 286) un cas pareil. Un soldat de 25 ans, forgeron, en travaillant dans l'atelier, fut atteint par la foudre, tomba et perdit connaissance. Bientôt, cependant, il revint à lui, mais sa tête resta lourde et comme étourdie pendant quelques jours, et il remarqua que la vision était depuis faible et diminuait journellement à l'œil droit. Deux mois après cet accident il se présenta devant le médecin qui lui trouva à l'œil droit une cataracte complète de couleur gris jaunâtre. L'œil gauche s'améliora complètement et les maux de tête disparurent de même.

3° Un conducteur de voitures publiques, s'étant obstiné un jour d'été à regarder fixement le soleil, un de ses yeux s'affaiblit rapidement, et quelques jours plus tard il ne pouvait plus que distinguer la lumière des ténèbres (Maunoir, loc. cit.).

CONCLUSIONS.

De toutes ces causes que nous avons énumérées et qu'on pourrait diviser en causes communes et en causes rares, on peut dire qu'elles sont subordonnées à une seule et unique cause, qui est, selon nous, la prédisposition anatomique dont nous parlions plus haut. C'est cette prédisposition anatomique qui joue le plus grand rôle dans la formation de la cataracte; car le cristallin vit dans les milieux de l'œil comme un parasite, à l'instar des cartilages dans les articulations. Un dérangement sérieux dans la nutrition générale se manifesterait certainement avant tout dans les parties les moins bien nourries. Les deux observations de M. Warnatz, que nous avons rangées dans le cadre de la diathèse urique et goutteuse, confirment notre opinion.

La fréquence de la cataracte dans le diabète pourrait s'expliquer, non seulement par la déchéance physique du malade, mais encore par la présence trop abondante du sucre ou des sels phosphatiques dans le sang qui, détournés de leur rôle primitif, forment maintenant un corps étranger qui irrite constamment les tissus, et, par conséquent, aussi le cristallin.

Donc toutes les causes, communes ou rares, qui apparemment forment la cataracte, ne sont que des causes occasionnelles qui hâtent le développement de l'affection, auquel le terrain est, selon l'individu, plus ou moins disposé. Cette prédisposition est naturellement plus fréquente dans l'âge avancé que dans la jeunesse, à cause des difficultés qu'éprouvent la nutrition et l'assimilation à cette époque de la vie.

En somme, pour nous, la vraie cause de la fréquence de la cataracte n'est que dans sa prédisposition anatomo-physiologique. Les autres causes ne sont que des causes occasionnelles qui hâtent plus ou moins son développement.

INDEX BIBLIOGRAPHIQUE.

—

ABULCASIS. — De chirurgia, arabice et latine, edit. Chaning. Oxonii, 1798.

ADAMÜCK. — In Arch. f. Augenheilkunde.

AETIUS. — Libri universales quatuor, in Medicæ artis principes. Paris, 1567.

AGNEW. — In New-York medical Gazette, 1880.

ALESSI. — In Société des médecins de Moscou, et in Annal. d'ocul., 1862.

AMMON. — Zeitschrift f. Ophth. Heidelb. et Leipzig, 1830 à 1837.

ARLT. — In OEsterr. medizin. Wochenschrift, 1845.

AVICENNA. — Canon, Cum gentilis fulginatis Comment. Venetiis, 1492.

BASTARD. — Thèse de Montpellier, 1850, n° 25.

BECK. — Handbuch der Augenheilkunde, 2e édit. Wien, 1832.

BECKER (O.). — Pathologie und Therapie des Linsensystems, in Graefe et Sæmisch Handbuch der gesammten Augenheilkunde. Leipzig, 1876.

BEER. — Lehre von den Augenkrankheiten. Wien, 1813.
— In Salzburger mediz-chirurgische Zeitung, 1799.

BENCE JONES. — Proceedings of the Royal Institution of Great Britain, 1865.

BENEDIKT. — Abhandlungen aus dem Gebiete der Augenhlk. Breslau, 1842.

BERGMANN. — In medizin. Zeitung für Heilkunde in Preussen, 1842.

BERNDT. — Klinische Mittheilungen. Leipzig, 1834.

BIBLIOTHÈQUE GERMANIQUE, t. IV.

BOUISSON (E.-F.). — Tribut à la chirurgie. Paris et Montpellier, 1861.

BOWMAN. — Lectures, et in Ophthalm. Hospit. Report, 1865.

BRESCHET. — In Graefe et Walther's Journal, 1834.

BRISSEAU (Pierre). — Nouvelles observations sur la cataracte. Tournay, 1706.
— Suite des observations, etc. Tournay, 1708.
— Traité de la cataracte et du glaucome. Paris, 1709.

BROWN-SÉQUARD. — Journal de la physiologie.

CARRON DU VILLARDS. — Guide pratique, etc. Paris, 1838.

CASTORANI. — Mémoire, in Bulletin de l'Académie des sciences, juin 1857.

CAUSSADE. — Thèse de Montpellier, 1859.

CELSUS (Cornelius). — De re medica libri octo; in Medicæ artis princi- pes. Paris, 1567.

CHABAS. — La médecine des anciens Egyptiens, in Mélanges égyp- tiologiques. Chalons-sur-Saône et Paris, 1862.

CHARRIÈRE (DE LA). — Tractatus operat. chirurg. Paris, 1693.

CHELIUS. Handbuch der Augenheilkunde. Stuttgart, 1843.

CONRADI. — In Arnemann's Magazin f. d. Wundarzneiwiss. Gœttin- gen, 1797.

CORDA. — In Weitenweber's Beitræge zur Natur u. Heilwissensch. Prag., 1836.

CRUSELL. — Ueber den Galvanismus als chemisch. Heilmitel. Pé- tersb., 1841.

DABRY. — La médecine chez les Chinois. Paris, 1863.

DAVIEL. — Sur une nouvelle méthode, etc., in Mém.de l'Académie, etc., 1745.

DELARUE. — Cours compl. des maladies des yeux. Paris, 1820.

DELPECH. — Art. Cataracte, in Diction. des sciences méd. en 60 vol. Paris, 1813.

DEMOURS. — Traité des maladies des yeux. Paris, 1818.

DESMARRES. — 1847.

DEUTSCHMANN. — In Archiv für Ophthalmologie, 1878 et années sui- vantes.

DIETRICH. — Verhandlungen über das Linsensystem. Tübingen, 1824.

DONDERS. — In Nederlandsch Lancet, 1854.
— In Nagel's Jahrb., 1872.

DOR. — In Revue mens. de méd. et de chirur., 1878.

DUSING. — Das Krystalllinsensystem des menschl. Auges, etc. Ber- lin, 1844.

EBERS. — Papyros in Zeitschrift f. ægypt. Sprache, etc. Leipzig, 1873.
— — 1875.

FERRERAS (Don Juan de). — Historia de Espana. Madrid, 1722.

FIENUS (Th.) De præcipuis artis chirurgicæ, etc., lib. II, Francof., 1649.

FLECKELÈS. — In Hufeland's Journal, 1843.

FOERSTER. — In Archiv. für Ophthalmologie, 1857.
— In Graefe und Sæmisch Handb. Leipzig, 1876, t. VII.

FRANCO (Pierre). — Traité des hernies. Lyon, 1661.

FRÆHRICHS. — In Hannoversche Annalen, 1845.

Furnari. — Mémoires de l'Académie des sciences, 1843.

Galien. — Opera omnia. Lipsiæ, 1825.

Galezowski. — Recueil d'ophth., 1880.

— Traité, etc. Paris, 1872.

Gendron. — Traité des maladies des yeux, etc. Paris, 1770.

Gondret. — In Journal de physiologie de Magendie, 1825.

Graefe und Sæmisch. — Handb. der gesammten Augenhlk. Leipzig, 1876.

Guépin. — In Bulletin de thérapeutique, 1857.

Gui de Chauliac. — La grande chirurgie. Rouen, 1641.

Guillemeau (Jacques). — Traité des maladies de l'œil. Paris, 1585.

Guillié. — Nouvelles recherches s. la cataracte. Paris, 1818.

Hannover. — In Müller's Archiv. 1845.

Harting. — In Hoeven's Tijdschrift. XII, 1846.

Hasner. — In Prager Vierteljahresschrift. 1851 et 1852.

— Phakologische Studien. Prag.. 1868.

Hays. — In Americ. Jour. of. med. sciences. 1863.

Heidenreich. — In Walther und Ammon's journal. 1843.

Henle. — Anatomie générale.

Hilden (Fabrice de). — Opera omnia Francof.

Himly. — In Loder's journal f. chirurgie 1797.

Hippocrate. — OEuvres compl., trad. p. Littré. Paris, 1839 à 1861.

Hirsch. — In Graefe unc Saemisch Handb. Liepzig, 1876.

Hirschberg. — In Zeitschrift f. pract. Medizin, 1874.

— Klinische Beobachtungen, in Nagel's Jahrb, 1873.

— In Arch. de Virchow, 1881.

Histoire de l'Académie royale des sciences de Paris, 1705 à 1708.

Horner. — In Klinische Monatsbl. f. Augenhlk, 1873.

Hutchinson (Jon.) — In Lancet 1875.

Jabez Hogg. — In Lancet, 1869.

Jahn. — In Casper's Wochenschrift, 1834.

Kite. — In London med. Journal, 1786.

Klamroth. — Inaugural dissertation Greifswald, 1874.

Knapp. — In Klinische Monatsbl. f. Augenhlk. I.

Knox. — In Edinb. med. Comment, 1785.

Kunde. — In Arch. f. Ophth. et in Zeitschrift f. wissensch. Zoologie, VIII.

Lattier de la Roche. — Mém. sur la Cataracte et guérison etc. Paris, 1833.

Leber. — In Arch. f. Ophth., XXI.

— In Graefe und Saemisch Handb., etc. Leipzig, 1876.

Leclerc. — La chirurgie d'Abulcasis. Paris, 1861.

Lécorché. — In Arch. génér. de médecine, etc, 1861.

— Traité de Diabète. Paris, 1877.

Lévy. (Michel.) — Traité d'hygiène. Paris, 1869.

Lohmeyer. — In Henle und Pfeufer's Zeitschrift, 1854.

Magnus (Hugo.) — Gesch. des grauen Staares. etc. Leipzig, 1876.

Maitre-Jan (Ant.) — Traité des maladies de l'œil. etc. Paris, 1707.

Malgaigne. — Annal. d'ocul. 1841.

Maunoir. — Thèse de Paris, 1833.

Meier (Ignaz.) — In Arch. f. Ophth. 1862.

Meyer-Ahrens. — In Müller's Arch. 1838.

Mooren. — In Arch. f. Ophth., XIV, 1.

— Ophthalmologische Mittheilungen. Berlin, 1874.

Müller (H.) — In Würzb. mediz. phys. Gessellschaft, 1859.
Nagel's Jahrb.

Neftel. — In Arch. de Virchow, 1880.

Neumann. — In Casper's Wochenschrift. 1841.

Panas. — Conférences cliniques etc. France médicale 1877.

Paré (Ambr.) — Œuvres compl., éd. Malgaigne, Paris.

Péruzzi. — In Racoglotore di Fano. 1856.

Peter. — Clinique médic. Paris, 1873.

Pline. — De Histor. natur.

Rhazès. — Liber ad Almansorem Venetiis, 1497.

— Continens ordinatus, etc. Id., 1509.

Richardson (B. W). — The Synthesis of. catar. In Journ. de la physiologie de Brown-Séquard, 1860.

Ritter. — In Klinische Monatsbl. f. Augenhlk. VIII.

Rognetta. — Traité d'ophthalmologie. Paris, 1835.

Rohault (Jacques.) — Traité de physique, 3° édit. Paris.

Rolfink (Werner.) — Dissertat. anatom. Jen., 1656.

Romiée (de Liège.) — De la Cataracte etc., Bruxelles, 1877.

Rosas. In Ammons Zeitschrift f. Ophth. 1832.

— Handbuch der Augenheilk. Wien, 1830.

Rothmund. — In Arch. f. Ophtb., XIV.

Ruete. — Lehrb. der Ophthal.

Rufus. — Artis medicæ principes. Paris, 1567.

Schmidt (J-A.) — Abhandl. der Joseph's Akademie. Wien, 1801.

Seegen. — Diabetes mellitus. Berlin, 1875.

Seely. — In the clinic. Dec. 1874.

Sichel père. — Annal. d'ocul. 1841 et 1842.
—   Arch. f. Ophth. 1868.
—   Bullet. de thérap., 1848.
Sichel fils. — Traité etc. Paris, 1879.
Soelberg. — Senil Cataract. in the Lancet, 1869.
Steober. — Annal. d'ocul., t. XLVIII.
Strauch. — In Walther und Ammon's Journal, 1843.
Streatfield. — In Ophtalm. Reports. April, 1858.
Stricker. — Die Krankheiten des Linsensystems etc. Frankf.-sur-le-
     Mein, 1845.
Teissier fils de Lyon. — Du diabète phosphat. Thèse de Paris, 1876.
Travers. — Transaction of. the med.-chir. Societe, 1813.
—   Synopis. London, 1821.
Unger. — Observationes clinicæ, 1835.
Valentin. — In Wagner's Handwörterb. der Physiologie, 1852.
Warnatz. — In Ammon's Zeitschrift f. Ophth. 1837.
Wecker (De.) — Traité, etc. Paris, 1869.
—   In Annal. d'ocul. 1868.
Weinhold. — In Salzb. med.-chirurg. Zeitung, 1811.
Weller. — Die Krankheiten des Auges, Berlin, 1830.
Werneck. — In Salzb. médiz.-chirurg. Zeitung, 1823.
—   In Ammon's Zeitschrift f. Ophthal.
Wise (Thomas-A.) — Review of the History of med. etc. London,
     1867.
Zehender. — Klin. Monatsbl. f. Augenhlk.

Paris. — A. Parent, imprimeur de la Faculté de médecine, rue Monsieur-le-Prince, 31.
A. Davy, successeur.

PUBLICATIONS

FONSSAGRIVES (J.-B), professeur de thérapeutique et de matière médicale à la Faculté de médecine de Montpellier, etc. **Traité de thérapeutique appliquée**, basé sur les indications, suivi d'un précis de thérapeutique et de posologie infantiles et de notions de pharmacologie usuelle sur les médicaments signalés dans le cours de l'ouvrage. 2 vol. in-8.................. 24 fr. »

WOILLEZ (E.-J.), médecin honoraire de l'hôpital de la Charité, etc. **Traité théorique et clinique de Percussion et d'Auscultation**, avec un appendice sur l'inspection, la palpation et la mensuration de la poitrine. 1 vol. in-18 avec 101 figures intercalées dans le texte.................. 10 fr. »
Cartonné.. 11 fr. »

LEGRAND DU SAULLE, médecin de la Salpêtrière, etc. **Étude médico-légale sur les testaments contestés pour cause de folie.** 1 vol in-8... 9 fr. »

LEGRAND DU SAULLE. **Étude médico-légale sur l'interdiction des aliénés et sur le Conseil judiciaire**, suivie de recherches sur la situation ridique des fous et des incapables à l'époque romaine. 1 vol. in-8... 8 fr. »

LEVEN, médecin en chef de l'hôpital Rothschild, etc. **Traité des maladies de l'estomac.** 1 vol. in-8... 7 fr. »

BUCHHOLTZ. **Guide élémentaire du médecin praticien.** 1 vol. in-18. Prix... 5 fr. »

PETIT (H.), sous-bibliothécaire à la Faculté de médecine de Paris, etc. **Traité de la Gastostomie**, ouvrage précédé d'une introduction par M. le professeur VERNEUIL. 1 vol. in-8... 6 fr. »

LANGLEBERT. **Aphorismes sur les maladies vénériennes**, suivis d'un formulaire magistral pour le traitement de ces maladies. 1 joli vol. in-32, avec fig., 2e édit., revue et augmentée..................... 3 fr. 50

LANGLEBERT. **La syphilis dans ses rapports avec le mariage.** 1 vol. in-12 de 332 pages... 3 fr. 50

BOSSU. **Lois et mystères des fonctions de reproduction** considérées dans tous les êtres animés, spécialement chez l'homme et chez la femme. 1 vol. in-12 avec 2 planches coloriées......................... 5 fr. »

MOUSSAUD. **Précis pratique des maladies des organes génito-urinaires.** 1 vol. in-12 avec fig. dans le texte............................... 5 fr. 50

NOTTA. **Médecins et clients.** 2e édit. 1 vol. in-18 de 188 pages...... 2 fr. »

RIANT (A.), professeur d'hygiène, médecin à l'École normale du département de la Seine, etc. **Leçons d'hygiène** contenant les matières du programme officiel adopté par le ministre de l'instruction publique pour les lycées et les écoles normales. 2e édit. 1 beau vol. in-18. .... 6 fr. »

PIORRY. **La médecine du bon sens.** De l'emploi des petits moyens en médecine et en thérapeutique. 2e édit. 1 vol. in-12. .... 5 fr. »

BENOIST DE LA GRANDIÈRE. **Notions d'hygiène à l'usage des instituteurs et des écoles normales primaires.** 3e édit. 1 vol. in-18........ 1 fr. 50

LE BRET, président de la Société d'hydrologie médicale de Paris, etc. **Manuel médical des eaux minérales.** 1 vol. in-18. Broché, 5 fr. 50. in-8 Cartonné... 6 fr. »

GUICHET (A.). **Les États-Unis** (*United States America*). Notes sur l'organisation scientifique : les Facultés de médecine, les hôpitaux, la prostitution, l'hygiène, etc. 1 vol. in-18. .... 2 fr. 50

CULLERIER, chirurgien de l'hôpital du Midi, etc. **Des affections blennorhagiques : Leçons cliniques** professées à l'hôpital du Midi, recueillies et publiées par le Dr ROYET, suivies d'un Mémoire thérapeutique, revues et approuvées par le professeur. 1861. 1 vol. in-8 de 248 pages......... 4 fr. »

RICORD, chirurgien de l'hôpital du Midi, membre de l'Académie de médecine, etc. **Leçons sur le chancre**, professées à l'hôpital du Midi, recueillies et publiées par le Dr A. FOURNIER, suivies ce notes et pièces justificatives et d'un formulaire spécial. 2e édit. revue et augmentée. 1 vol. in-8 de 549 pages.. 7 fr.

FERDAS. **Études de physiologie théologique. Accouplement des sexes et mariages. Accouchements et embryologie selon les théologiens**, précédé d'une réponse à une lettre de M. Alexandre Dumas fils. 1 joli vol. in-18. Prix.. 2 fr.

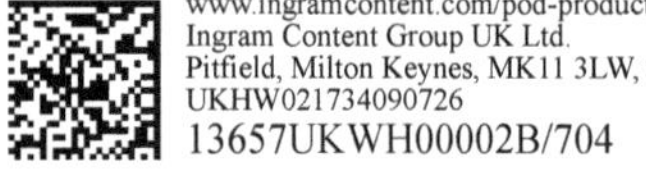